你一定用得着的百味中药

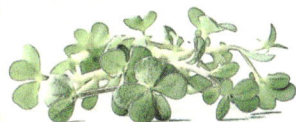

主　编⊙戴幸平　徐　霞
副主编⊙彭伟军　易　敏　陈彦伊　陈舒悦　王文波

中南大学出版社
www.csupress.com.cn
·长沙·

编委会

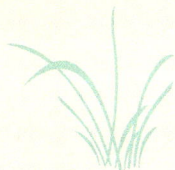

序一

中医药学，作为华夏文明的瑰宝，其历史源远流长，可追溯至数千年前的智慧结晶。正如古籍《黄帝内经》所深刻阐述的："上工治未病，不治已病。"这一理念彰显了中医预防医学的精髓，而中药则是这一体系中不可或缺的核心部分。《伤寒杂病论》中的经典方剂，巧妙运用中药配伍，治愈了无数疾病；而《神农本草经》更是系统地记载了各类中药的性味、归经与功效，为后世医者提供了宝贵的用药指南。

随着时代的进步，中医药学在继承古人智慧的基础上，不断融入现代科技的研究成果，展现出蓬勃的生命力。中药的应用领域日益广泛，新发现的功效与用途不断涌现。这是传统与现代完美结合的生动体现，也为中药学科的现代化发展开辟了宽广的道路。

正是在这样的背景下，《你一定用得着的百味中药》应运而生。本书根植于深厚的传统中药学理论，同时吸纳了现代中药药理学研究的成果，并融入了作者多年临床与教学实践经验，对现代中药的新用途与作用机制进行了深入浅出的剖析。

本书的编写结构匠心独运，以药名为主线，系统阐述药物功效、传统性能及现代新用。全书内容涵盖三大方面：介绍药物的基本功效与传统性能，为读者奠定坚实的理论基础；深入剖析药物在现代医疗中的新用途，激发读者的思考与探索；结合传统理论与现代实践，详细阐述中药的特性、功效主治、用法用量及注意事项，确保读者能够安全、有效地使用中药。

该书融合了中药知识、精美插画、生动漫画，以及中药在日常生活中的实际应用、药膳配方等知识，无疑是一本极具创意与实用价值的佳作。它不仅打破了传统中药书籍的沉闷与晦涩，更以一种新颖、生动的方式，引领读者踏入中药的奇妙世界。每一种药材都被赋予了生命，仿佛在与读者对话。穿插其间的漫画，以轻松幽默的方式讲述有关发现、使用中药材的故事，极大地提升了内容的可读性和趣味性，使得中药知识不再枯燥乏味，而是变得生动有趣、易于接受。书中关于中药在日常生活中的应用和药膳配方的介绍，既满足了现代人追求健康生活的需求，又提供了实际可行的操作指南，具有很高的实用价值。

《你一定用得着的百味中药》不仅是一本中医药专业人士的参考书，也适合广大中医爱好者和非中医专业的读者阅读。对于非中医专业的读者而言，本书无疑是一本优秀的中药科普读物，它以通俗易懂的方式讲解复杂的中药知识，有助于提升公众的健康素养和中医药文化素养。

戴幸平教授是我的博士研究生，她治学认真、勤勉，组织团队编写了这本临床常用的中药枕边书，图文并茂。收到她的作序邀请，我深感欣慰，欣然提笔。愿此书早日出版，成为一盏明灯，为人类的健康事业贡献一份力量。

2024 年 8 月 15 日

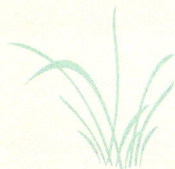

序二

　　在源远流长的中医药学宝库中，每一味中药都如同珍贵的宝石，它们不仅是治疗疾病的良药，更是调养身心、促进健康的瑰宝。《你一定用得着的百味中药》一书，正是基于这一认识精心编撰而成，旨在将中医药的精髓以更加亲民、实用的方式呈现给广大读者，让这份古老的智慧在现代社会焕发新的生机。

　　本书精心遴选了中医药学中最为常用且经典的百余味中药，这些药材不仅在《马王堆汉墓医书》《伤寒杂病论》《神农本草经》等古代医学经典中频繁出现，而且历经数千年的临床验证，其疗效卓著，是中医药宝库中的璀璨明珠。它们不仅承载了古人对生命奥秘的深刻理解，也体现了中医药"治未病"的智慧与"药食同源"的朴素哲学。

　　当今这个快速发展的时代，人们对健康的追求日益迫切，从被动治疗向主动预防转变已成为时代潮流。《你一定用得着的百味中药》正是顺应这一趋势，将常用的中药材巧妙地融入日常饮食之中，使之成为既美味又养生的药膳。这不仅是对"药疗"和"食疗"理念的深刻实践，更是将中医药的预防保健功能发挥到了极致。通过合理的膳食搭配，人们可以在享受美食的同时，增强体质，预防疾病，实现从"治已病"到"治未病"的跨越。

　　本书的一大特色在于其高度的实用性和贴近生活的编排方式。书中不仅详细介绍了每味中药的性味归经、功效主治等，还结合现代人的生活习惯，提供了简单易学的药膳制作方法和食用建议。这些药膳既能够有效缓解常见疾病的症状，如感冒、失眠、消化不良等，且经济实惠，非常适合在日常生活中应用。同时，本书的另一特色是将精美插画和生动漫画与中药知识相结合，使内容更加生动易懂，无疑是一本极具创意与实用价值的佳作。它不但打破了传统中药书籍的沉闷与晦涩，更以一种新颖、通俗易懂的方式，通过将漫画与有趣的故事相融合，让药材仿佛被赋予了生命，仿佛在与读者对话；解锁了中药的奥秘，使传统智慧焕发出新活力，引领读者轻松探索中药的奇妙世界。

这本书所倡导的自然治疗理念，正是对这一趋势的积极响应。书中介绍的中药及药膳，均遵循自然法则，强调人与自然的和谐共生，通过调节人体内部环境，达到预防和治疗疾病的目的。这种治疗方式不仅符合中医药学的核心理念，也符合现代人对健康生活的追求。

总之，《你一定用得着的百味中药》以其丰富的内容和实用的价值，为我们打开了一扇通往健康的门。愿每一位读者都能从中受益，将这种宝贵的中医药智慧融入日常，享受更加健康、美好的生活。

苗全文

2024 年 8 月 27 日

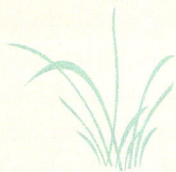

序三

关于中药的起源，说法颇多，"伏羲氏尝百药""神农尝百草"等传说，反映出中药的源远流长。中医药是中华民族的瑰宝，是中华文明的重要组成部分，也是世界医学宝库中的一颗璀璨明珠。在漫长的岁月中，人们不断探索，总结经验，最终形成了独特的中医药理论体系，为人类健康作出了巨大贡献。中医药的发展史也是中华民族发展史的一部分。然而，随着时代的发展，西医的迅速崛起，中医药的地位受到了前所未有的挑战，保护和传承中医药文化势在必行。戴幸平团队一直致力于保护和传承中医药文化，她作为全国名老中医药专家李家邦传承工作室的负责人，定期开展中医中药的学习与实践，组织编写了这本床伴中药书。

中医药事业是我国医药卫生事业的重要组成部分，保护好、传承好、发展好中医药事业是我们中医药人的使命。国家多项政策大力支持中医药的发展，实行中西医并重的方针，建立符合中医药特点的管理制度，充分发挥中医药在我国医药卫生事业中的作用。为适应我国中医药行业高等教育教学改革和中医药人才培养的需要，已经出版了很多中医、中药教材及药典。教材、药典内容全面、规范、权威、专业，适合专业人士学习。然而对于非专业人士而言，这些书籍厚重、语言难懂。因此中医爱好者需要一本既专业又通俗易懂的中药书。

戴教授组织编写的这本中药书精选百余味常用、实用的中药，编写体例规范，内容丰富，涵盖解表药、清热药、祛风湿药、祛湿药、消导药、泻下药、祛痰止咳平喘药、温里药、理气药、理血药、补益药、固涩药、平肝息风药、安神药、开窍药、抗肿瘤药等章节。本书分章节从中药的名称、主要产地、性味归经、功效主治、用法用量、使用注意、现代研究和日常妙用等方面都作了详细的介绍。

本书既可作为中医药爱好者的参考书，也适合中医、中药相关专业师生阅读。希望这本书能传承岐黄薪火，发扬中医文化。

恳切地祝愿此书早日出版！顺祝作者及其团队平安顺遂！

王东生

2024 年 9 月 27 日

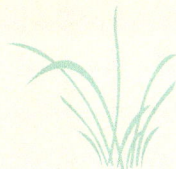

前言

中医药是中华民族的传统瑰宝，在我国有十分悠久的应用历史。中药的临床应用受中医独特理论体系指导，具有自身的应用规律，从药物的采集、炮制、制剂等方面都具有独特的特点，能充分反映我国传统文化和自然科学的内涵。

我们一生之中会遇到很多中药，比如街边的梨膏糖、茯苓饼，"一味丹参散，功同四物汤"中所说的丹参，方药中常用的、被称为"国老"的甘草，厨房里的调料陈皮、生姜，小朋友们最爱的酸酸甜甜的冰糖葫芦里的山楂，夏秋之际漫山遍野香味扑鼻的金银花，路边的蒲公英，炖汤时不少人爱往里加的补药百合、党参、山药、黄芪、莲子，在寒风刺骨的冬日人们最爱的羊肉火锅中的当归，现代网络青年调侃的"人到中年不得已，保温杯里泡枸杞"里面的枸杞子……中药和我们的生活息息相关。

随着时代的变迁，今天的临床中医在应用中药预防和治疗疾病时，不仅继承了传统的中药运用方式、方法及规则，而且有许多常用中药的适用范围在实践中不断扩大。一些常用药物的新功效和新用途被发现，适应证范围也在扩大。这就为传统临床中药学科的现代发展及药物学研究奠定了坚实基础。本书充分考虑中医爱好者的特点，力求通俗易懂、实用。在内容上，以传统临床中药学理论为基础，结合现代中药药理学研究成果以及编者多年来的临床经验，既涵盖中药的基本知识，又贴近日常生活。本书旨在进一步弘扬中医药文化，提高广大群众对中医药的认识，营造浓厚的中医药文化氛围，能让更多人了解中药、爱上中医中药。

药食同源是中医药的一个重要理论之一，也是中医药宝贵的精华，因此我们还在其中加入了日常妙用部分，这是本书与专业课本的不同之处。本书在提供专业知识的同时又能与生活实际相结合，加入了常见中药的食疗方法。在阅读本书之时，看到感兴趣之处还可以动手一试，让读者在轻松愉快的阅读氛围中应用中药。

本书按照中药功效的不同，将其分为解表药、清热药、祛风湿药、祛湿药、消导药、泻下药、祛痰止咳平喘药、温里药、理气药、理血药、补益药、固涩药、平肝息风药、安神药、开窍药、抗肿瘤药等章节，从中药的名称、主要产地、性味归经、功效主治、用法用量、使用注意、现代研究和日常妙用等方面进行详细的介绍。非专业人士，请在有经验的中医师指导下使用。

本书既可作为中医药爱好者的参考书，也适合中医、中药相关专业师生阅读。希望这本书能传承岐黄薪火，发扬中医文化，帮助大家更好地认识、运用中医药；也希望这本书能推动中医药走向世界，为建设健康中国贡献力量。

最后，特向本书中引用和参考的各个版本中药教材、文献、专著、文章的所有编者和作者以及本书的所有编者和正在阅读本书的读者表示真诚的感谢！我们将继续努力，不断提高本书的质量，为广大中医爱好者服务。

本书得到中南大学湘雅医院、中南大学湘雅医院江西医院、全国名老中医药专家李家邦传承工作室支持出版，一并致谢！

在编写过程中，我们力求做到科学性、系统性、实用性、可操作性的统一。虽经多次修改，但难免有疏漏之处，敬请专家读者见谅，并不吝指正。

中药的使用需要根据个体情况调整，建议在有经验的中医师指导下使用药物和药膳，以确保安全和效果。

戴幸平

2025 年 5 月

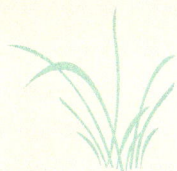

目录　C o n t e n t s

第一章　解表药

　　凡以发散表邪、治疗表证为主的药物，称为解表药。本类药物大多辛散轻扬，主要入肺经、膀胱经，偏行肌表，能促进机体发汗，使得表邪由汗出而解。解表药主要用来治疗恶寒发热、头身疼痛、无汗或汗出不畅、脉浮等外感表证。部分解表药可用于水肿、咳喘、麻疹、风疹、风湿痹痛、疮疡初期等兼有表证者。

　　解表药通过发汗解除表证，若用之不当，汗出过多，则伤津耗气。因此，本类药物不可久用或过量使用，应中病即止。凡阳虚自汗、阴虚盗汗、泻痢呕吐、吐血下血、麻疹已透、疮疡已溃、热病后期津液已亏等病证，均慎用。

第一节　辛温解表药

　　根据解表药的药性和功效主治差异，可将其分为发散风寒药和发散风热药两类，又称辛温解表药与辛凉解表药。发散风寒药多属辛温，故又名辛温解表药，辛能散，温能通，故发汗作用强，适用于风寒表证，代表药物有麻黄、桂枝、荆芥、防风等。有些辛温解表药还具有温经通脉、祛风除湿、透疹止痒等功效，可用于治疗风寒湿痹及风疹、麻疹等病证。

麻 黄

麻黄辛温能发汗，
宣肺平喘功效强。
利水消肿作用显，
使用注意剂量当。

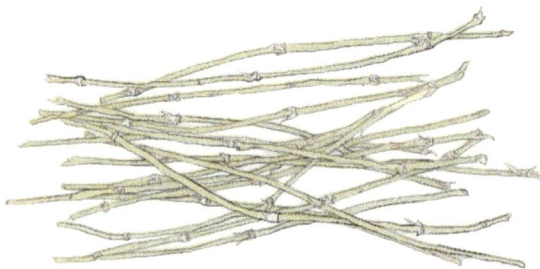

麻黄宣通肺气，味辛、微苦，性温，归肺、膀胱经。能散寒、发汗，在大名鼎鼎的清肺排毒汤里面就有麻黄。此外，常见的麻黄汤、射干麻黄汤等里面也有麻黄这味中药。麻黄是每一位学习中医药的人最开始接触到的中药。大家知道，中药是用药物的偏性来治病的。麻黄味辛，辛能发散；性温，温可散寒。所以，在冬季发生感冒时，多会用到麻黄。

人体感受风寒之邪，出现恶寒、发热、无汗等表实证时，麻黄可发挥强大的发汗作用，使侵犯机体的毒邪之气通过出汗的形式排出来。同时，麻黄具有宣肺平喘之效。它能宣畅肺气，使肺的宣发肃降功能恢复正常，对于咳嗽气喘，尤其是风寒导致的喘咳，有非常好的效果。此外，麻黄还能利水消肿，通过宣发肺气，使水道通调，促进体内水液的代谢，对于水肿也有较好的治疗作用。

在使用麻黄时必须注意剂量。因其发汗力强，若剂量过大可能导致过汗伤阳等不良反应。临床应用时应根据患者的具体病情和体质，合理掌握麻黄的用量和用药时间，中病即止，以确保用药安全有效，尤其是药膳的使用，需在有经验的中医师的指导下使用。

【主要产地】主要产自内蒙古、甘肃、山西、河北等地。

【性味归经】味辛、微苦，性温；归肺、膀胱经。

【功效主治】

1.辛温解表　用于治疗外感风寒表实证，常与桂枝等配伍，以增强发汗解表作用。

2.宣肺平喘　用于治疗风寒外束，肺气失宣的寒喘，常与干姜、苦杏仁等同用；风热犯肺，喘咳痰多，常与生石膏、黄芩、苦杏仁等配伍。

3. 利水消肿 用于治疗风水泛滥证。风寒偏盛，常与生姜、紫苏叶等同用；风热偏盛，常与生石膏、白术等同用。

【用法用量】煎服，3~10克。生用发汗力强，常用于发汗解表、利水消肿；蜜炙或捣绒用发汗力弱，多用于止咳平喘。

【使用注意】麻黄发汗力强，用量不宜过多。体虚多汗、肺虚咳喘者慎用。

【现代研究】麻黄的主要成分为麻黄碱，并含少量伪麻黄碱、挥发油、黄酮类化合物、麻黄多糖等。麻黄挥发油有发汗作用，麻黄碱能使处于高温环境中的人汗腺分泌增多、增快。麻黄挥发油乳剂有解热的作用。麻黄碱和伪麻黄碱均有缓解支气管平滑肌痉挛的作用。伪麻黄碱有明显的利尿作用。麻黄碱能兴奋心脏，收缩血管，升高血压；对中枢神经系统有明显的兴奋作用，可引起兴奋、失眠、不安。挥发油对流感病毒有抑制作用。

【日常妙用】

麻黄蒸梨

材料：麻黄3克，梨子1个。

制法：先把麻黄捣为粗末；将梨子洗净后，剖开，挖去梨核；把麻黄放入梨心内，再将梨子合严，插上小竹签，然后放入碗内，隔水蒸熟后即可食用。

用法：每日两次，每次1个，去麻黄吃梨服汁，连用3~5天。

功效：止咳。适用于小儿百日咳的初期和痉咳期，也可用于小儿支气管炎引起的咳嗽。

【杏林故事】

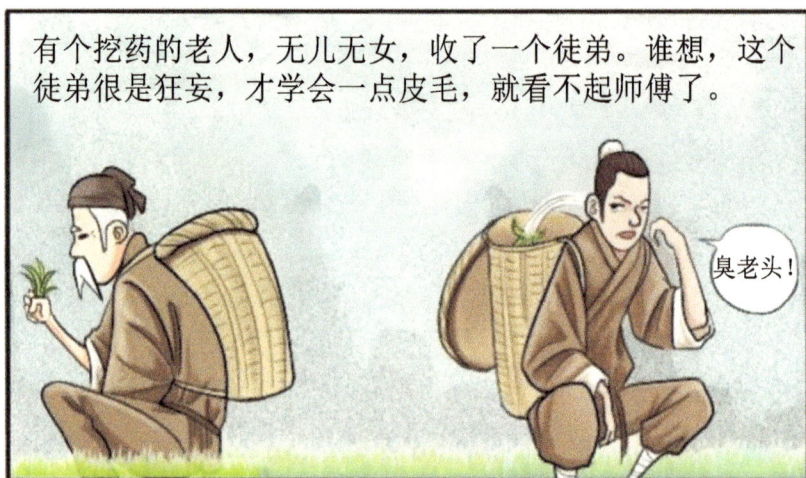

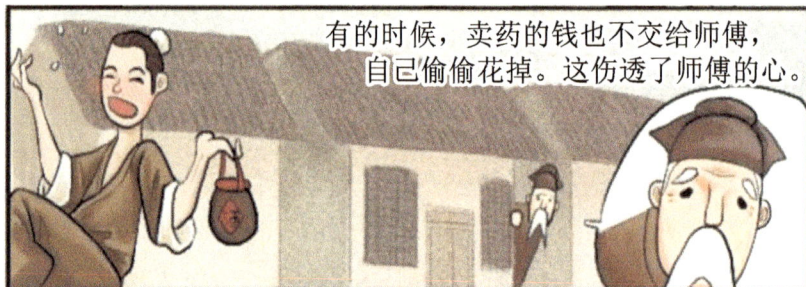

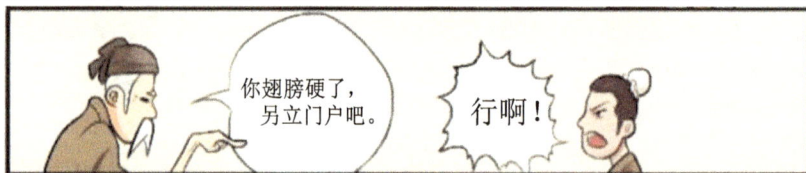

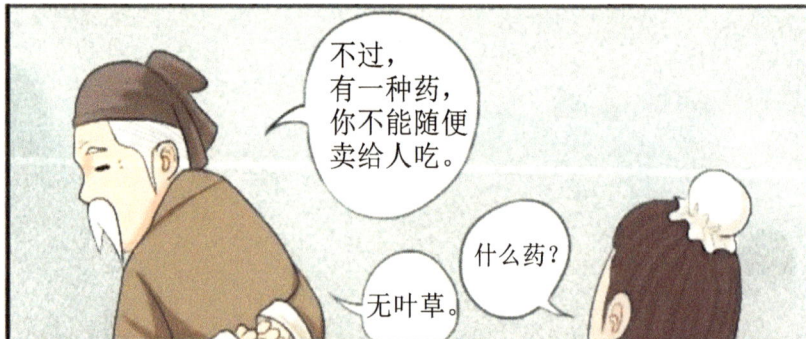

这种草的根和茎具有不同的功能：发汗用茎，止汗用根，一朝弄错，就会死人。你记住了吗？

知道了！知道了！

孩子，你自己好自为之吧。

啰嗦死了！

从此，师徒分道扬镳，各自卖药为生。师傅不在眼前，徒弟的胆子更大了。虽然认识的药不多，但他什么病都敢治。没过几天，徒弟因误用无叶草，差点治死了一人。家属哪肯善罢甘休，当即就抓住他去见县官。

跟我去衙门！

对……对不起……

县官知道徒弟的医学知识是跟着师傅学的，便命人将师傅押来，并向师傅问道：

你是怎么教的？
让他差点把人治死了！

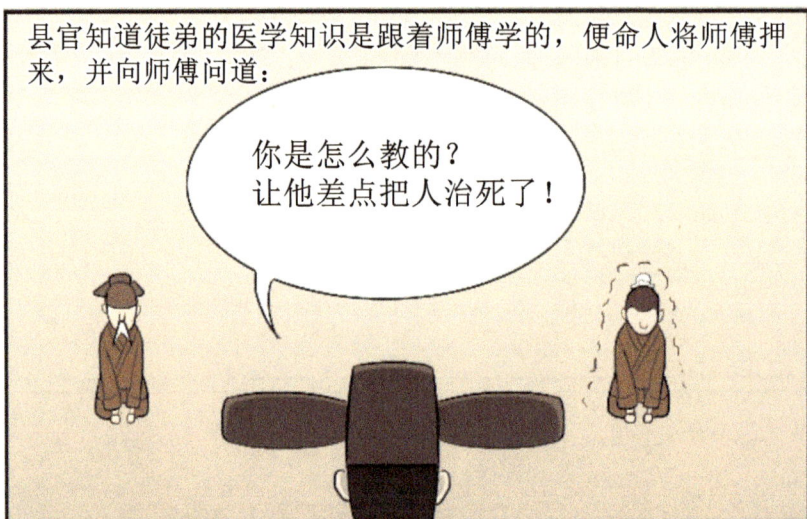

小人无罪。
关于无叶草，
我是教过他几
句口诀的。

那徒弟
背出来
我听听。

啊……

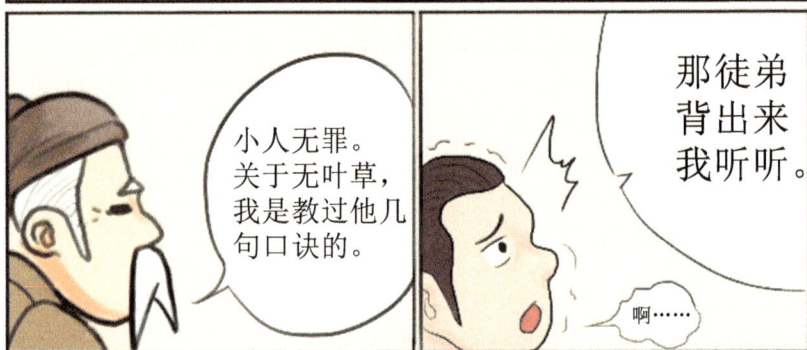

发汗用茎，止汗用根，
一朝弄错，就会死人。

病人有汗无汗？

病人浑身出
虚汗。

你用的什么药？

我用的
无叶草的茎。

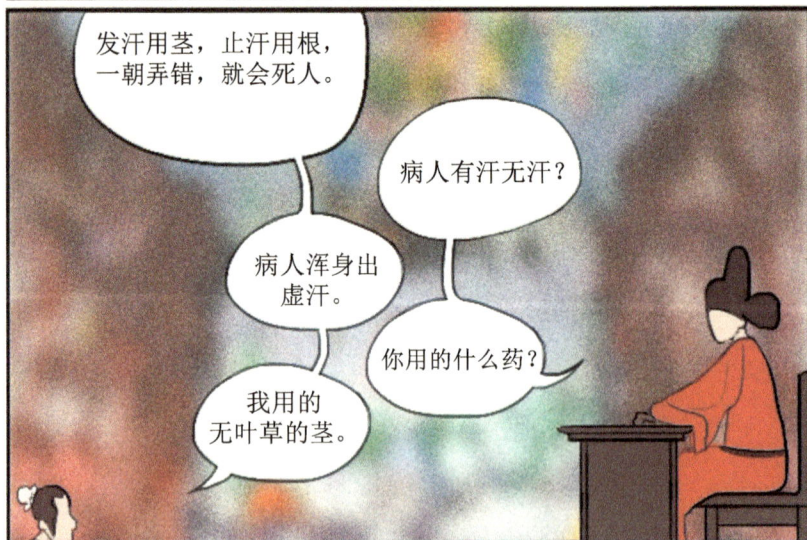

简直是胡治！病人出虚汗你还用发汗的药，差点治死了人。拖下去打四十大板，然后扔进大牢！三年后再放出来！

我完蛋了……

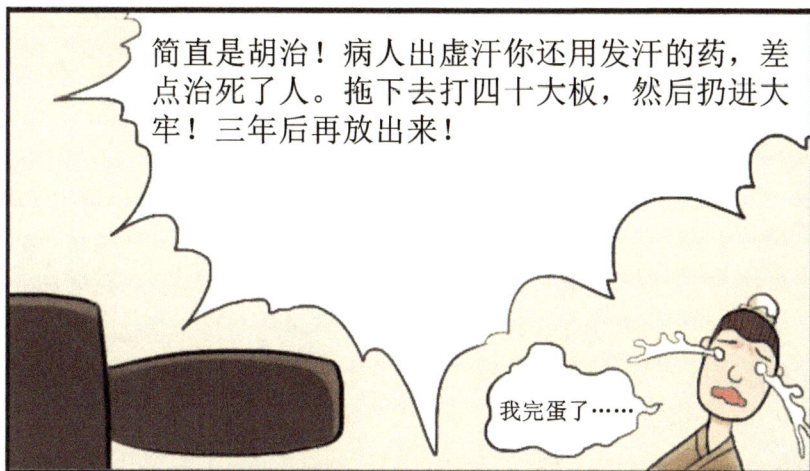

徒弟在牢中过了三年，这才变得老实了。
他找到师傅认了错，表示会痛改前非。
师傅见他有了转变，这才把他留下，并传授他医道。
从此以后，徒弟再用无叶草时就十分小心了。
因为这种草给他闯过大祸、惹过麻烦，他便唤它"麻烦草"，
后来又因为这种草的根是黄色的，又改称"麻黄"。

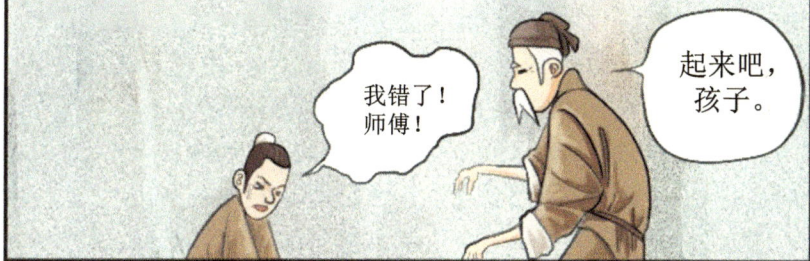

我错了！师傅！

起来吧，孩子。

桂　枝

桂枝辛甘暖肺膀胱，
功在解表通脉助阳。
用量三到十克不等，
牢记逢石脂便相欺。

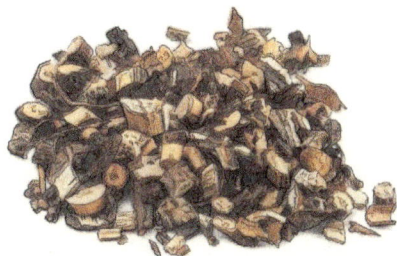

桂枝是一味解表药，为樟科植物肉桂的干燥嫩枝。《神农本草经》称桂枝为牡桂，将其列为上品。谓其"主上气咳逆，结气，喉痹，吐吸。利关节，补中益气"。《伤寒杂病论》作为我国现存最早的中医辨证论治专著，所载含有桂枝的方剂达80多首，这些方剂广泛用于营卫不和、阳气亏虚、经脉寒凝诸证。

本品辛散温通，可外行肌表而奏解表之效，用于外感风寒、头痛、发热、恶寒等。若为外感风寒，表虚有汗而表证不解，恶风、发热者，本品常与白芍配伍以调和营卫，则卫气自和，如桂枝汤；若为表实无汗之证，本品通阳和营可助麻黄发汗，两者相须为用，如麻黄汤。本品亦可用于风寒湿痹，肩背肢节酸痛。桂枝能祛风寒湿邪，温经通络而缓解疼痛，常与附子配伍，如桂枝附子汤。妇科常用于经寒瘀滞、经闭、痛经及症瘕等证，常与当归、川芎同用以通经活血，如温经汤；与牡丹皮、桃仁等配伍，以逐瘀消症，如桂枝茯苓丸。

【主要产地】主要产自广东、广西等地。

【性味归经】味辛、甘，性温；归肺、心、膀胱经。

【功效主治】

1. 辛温解表　用于治疗外感风寒表证。属表实证者，常与麻黄同用；属表虚证者，常与白芍、生姜同用。

2. 温经通脉　用于治疗寒凝经脉所致的胸痹，常与瓜蒌、丹参、川芎等同用；痛经者，常与桃仁、牡丹皮同用；风寒湿痹者，常与附子、独活、黄芪等同用。

3. 助阳化气　用于治疗脾肾阳虚所致的水湿内停，常与白术、茯苓同用。

【用法用量】煎服，3~10克。切成薄片或小段使用。

【使用注意】桂枝畏赤石脂。温热病、阴虚火旺、血热妄行者及孕妇慎用。

【现代研究】桂枝含挥发油，主要成分为桂皮醛。现代研究表明，桂枝能降低肠道紧张度，轻度促进胆汁分泌，有抗凝、利尿等作用。桂皮醛能阻止小鼠应激性胃溃疡的形成，还有利胆、解痉、镇静、镇痛、抗惊厥和解热作用，而且能促进儿茶酚胺的释放与分泌，还可抗肿瘤、升高白细胞等。

【日常妙用】

桂枝大枣汤

材料：桂枝10克，大枣（干）10枚，山楂15克，赤砂糖30克。

制法：将桂枝、大枣、山楂水煎取汁，加入赤砂糖煮沸后趁热饮用。

用法：每日两次，连用3~5天。

功效：温经散寒，活血止痛。适用于经前或经期小腹疼痛，得热痛减，经行量少的患者食用。

生 姜

生姜温中止呕妙，
呕家圣药美名传。
肺寒咳喘皆可用，
解毒功效更无双。

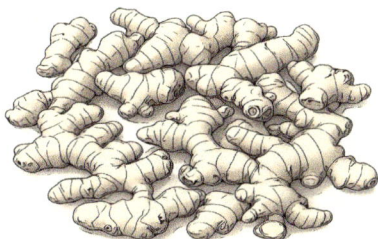

　　生姜，是生活中极为常用的调味品，也是一味非常重要的中药。很多人有过这样的体验，若受凉感冒，不用着急吃药，在初期鼻塞流清涕时，切上五片姜、两段葱白，煮水喝下去，就足以驱除风寒。这是为什么呢？原因在于生姜具有解表散寒的作用。但是生姜的解表作用一般，往往只用来治疗外感风寒轻证，常常在发散风寒的方子中作为辅药，辅助麻黄、桂枝、紫苏叶、羌活、防风这些药物，增强发散风寒的效果。

　　《金匮要略》曰："半夏、生姜汁均善止呕，合用益佳；并有开胃和中之功。用于胃气不和，呕哕不安。"孙思邈把生姜称为"止呕圣药"。生姜有直接的止呕功效，胃寒呕吐用它很合适，并且胃热导致的呕吐也可用它，只要配足够的竹茹类凉药来抵消姜的热性即可。不单是这两种情况，生姜还可用于治疗痰湿呕吐和晕车晕船。可以将生姜片贴敷在肚脐上或手臂内侧的内关穴上，预防乘车乘船时头晕、恶心呕吐等晕动病的发生。对于早期的孕妇呕吐反应也可以用少量生姜止呕。生姜还具有解鱼、虾、禽肉等食物中毒的功效。这一点海边的人或者经常吃海鲜的人可能体会更深，吃螃蟹的时候，人们会蘸姜汁和醋，以免寒凉的螃蟹吃多了而出现肚子难受。生姜还可以用于缓解生半夏、生南星、生乌头引起的舌麻、恶心、呕吐、腹痛、腹泻等中毒症状。生姜和这些有毒的中药之间存在相杀的关系。

　　【主要产地】我国大部分地区均有栽培。

　　【性味归经】味辛，性微温；归肺、胃、脾经。

　　【功效主治】

　　1. 散寒解表　用于外感风寒轻症，可单煎或配红糖、葱白煎服。更多是作为辅助之品，与桂枝、羌活等辛温解表药同用，增强发汗之功。

2. 温中止呕　可用于脾胃虚寒证之胃脘冷痛、食少、呕吐者。本品被称为"呕家圣药"，止呕功力强，随证配伍可治疗多种呕吐。

3. 温肺化饮　对于肺寒咳喘，无论有无外感风寒，或痰多痰少，皆可选用。

4. 解毒　可用于解生半夏、生南星等药物之毒，亦可用于解鱼蟹等食物中毒的治疗。

【用法用量】3~10 克，煎服或捣汁服。

【使用注意】本品助火伤阴，故热盛及阴虚内热者禁用。

【现代研究】生姜的根茎含挥发油，主要成分为姜醇、姜烯、莰烯、龙脑等，还含辣味成分姜辣素。现代研究表明，生姜能兴奋血管运动中枢和呼吸中枢，升高血压，促进发汗。此外，还能抑制某些常见的致病性皮肤真菌，杀灭阴道滴虫以及抑制大鼠蛋清性关节炎的产生。同时，本品还具有抑瘤、抗氧化、抗凝血的作用。

【日常妙用】

紫苏生姜汤

材料：紫苏叶 30 克，生姜 9 克。

制法：将生姜洗净，沥干水后切丝备用。取一锅，放入 500 毫升水后，再放入姜丝、紫苏叶煮约 5 分钟。汤汁过滤后即可饮用。

用法：代茶饮。

功效：发汗解表，祛风散寒。适用于风寒感冒轻症。

紫 苏

紫苏辛温入肺脾，
解表散寒行气滞。
解鱼蟹毒梗安胎，
化痰止咳平喘强。

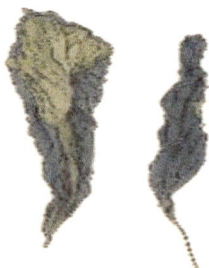

说到紫苏，大家应该都不陌生。吃鱼、虾、蟹、田螺等水产品时，常会佐以适量的新鲜紫苏，既能芳香去腥、提高食欲，又有解毒作用。而且一株紫苏三味药——紫苏叶、紫苏梗、紫苏子，其性味归经、功能主治及用法用量有所不同。

紫苏叶具有解表散寒的功效，用于风寒表证，如鼻塞、流鼻涕、咳嗽、气喘等。它能够行气宽中、和胃止呕，可以用于脾胃气滞的病症，如胸闷、呕吐等。能行气安胎，常配砂仁、陈皮同用，治疗妊娠恶阻、胎动不安。紫苏叶辛温，能解鱼蟹毒，中鱼蟹毒后可用单味紫苏煎服，或配合生姜使用。

紫苏梗有行气的作用，可以缓解因气滞引起的胸闷、腹痛等症状。亦有安胎的效果，可用于缓解妊娠恶阻、胎动不安等症状。

紫苏子具有降气消痰、止咳平喘的功效，适用于咳喘痰多、胸膈满闷、痰壅气逆之证，常与杏仁配伍。此外，紫苏子还具有润肠通便之功，对习惯性便秘和顽固性便秘有一定效果。

【主要产地】主要产自江苏、浙江、湖南、湖北、广东等地。

【性味归经】味辛，性温；紫苏叶、梗归肺、脾经，紫苏子归肺经。

【功效主治】

紫苏叶：

1. 解表散寒　发汗力较强，用于风寒表证，见恶寒、发热、无汗等症，常配生姜同用；如表证兼有气滞，可与香附、陈皮等同用。

2. 行气宽中　用于脾胃气滞、胸闷、呕恶。

3. 解鱼蟹毒　用于进食鱼蟹引起的腹痛、呕吐、腹泻或遍身风疹瘙痒等，可单用或配生姜、白芷使用。

紫苏梗长于安胎；紫苏子长于化痰、止咳、平喘。

【用法用量】煎服；紫苏叶、梗 5~10 克，紫苏子 3~10 克。

【使用注意】不宜久煎。

【现代研究】紫苏叶含挥发油，油中主要为紫苏醛、紫苏醇、柠檬烯、芳樟醇、薄荷醇、丁香烯、香薷酮、紫苏酮、丁香酚等。紫苏叶煎剂或浸剂对实验性发热家兔有较弱的解热作用；体外试验表明对葡萄球菌有抑制作用。给家兔口服紫苏醛有升高血糖的作用。紫苏还有镇静、抑制兴奋传导作用，能止咳、祛痰、平喘，促进消化液分泌，抗凝血，对免疫功能也有一定的影响。

【日常妙用】

1. 凉拌紫苏叶

材料：紫苏嫩叶300克，精盐、味精、酱油、麻油各适量。

制法：将紫苏叶洗净，入沸水锅内焯透，捞出洗净，挤干水分。接着切段放盘内，加入精盐、味精、酱油、麻油，拌匀即成。

用法：作为凉拌菜直接食用。

功效：解表，散寒，理气。此菜适用于风寒感冒、恶寒发热、咳嗽、气喘、胸腹胀满等病症。

2. 紫苏砂仁鲫鱼汤

材料：紫苏10克，砂仁10克，枸杞子叶500克，鲫鱼1条，姜片、盐、香油各适量。

制法：将枸杞子叶洗净、切段，鲫鱼收拾干净，砂仁洗净，装入棉布袋中。将所有材料和药袋一同放入锅中，加水煮熟，然后去药袋、淋上香油即可。

用法：当作菜食用。

功效：温胃化湿，止呕安胎。适用于妊娠早期的呕吐。

【杏林故事】

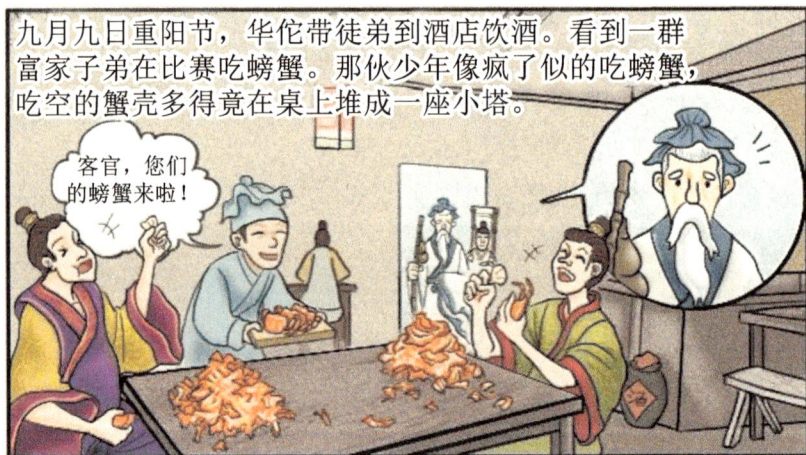

九月九日重阳节，华佗带徒弟到酒店饮酒。看到一群富家子弟在比赛吃螃蟹。那伙少年像疯了似的吃螃蟹，吃空的蟹壳多得竟在桌上堆成一座小塔。

客官，您们的螃蟹来啦！

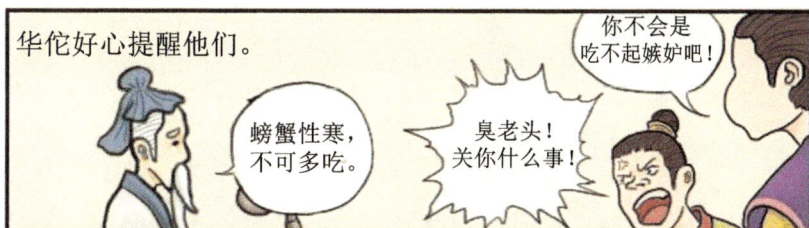

华佗好心提醒他们。

螃蟹性寒，不可多吃。

臭老头！关你什么事！

你不会是吃不起嫉妒吧！

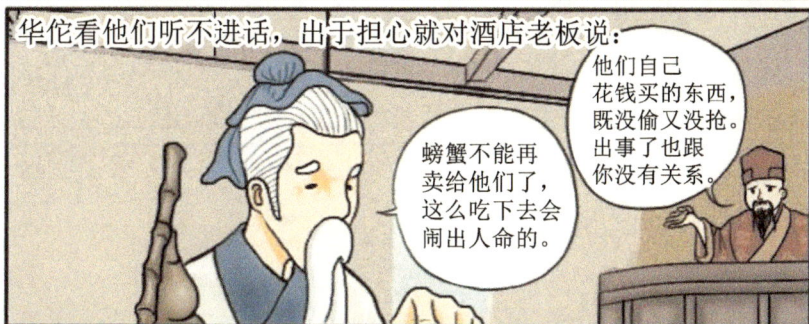

华佗看他们听不进话，出于担心就对酒店老板说：

螃蟹不能再卖给他们了，这么吃下去会闹出人命的。

他们自己花钱买的东西，既没偷又没抢。出事了也跟你没有关系。

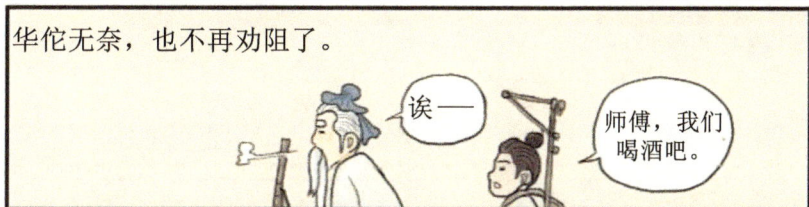

华佗无奈，也不再劝阻了。

诶——

师傅，我们喝酒吧。

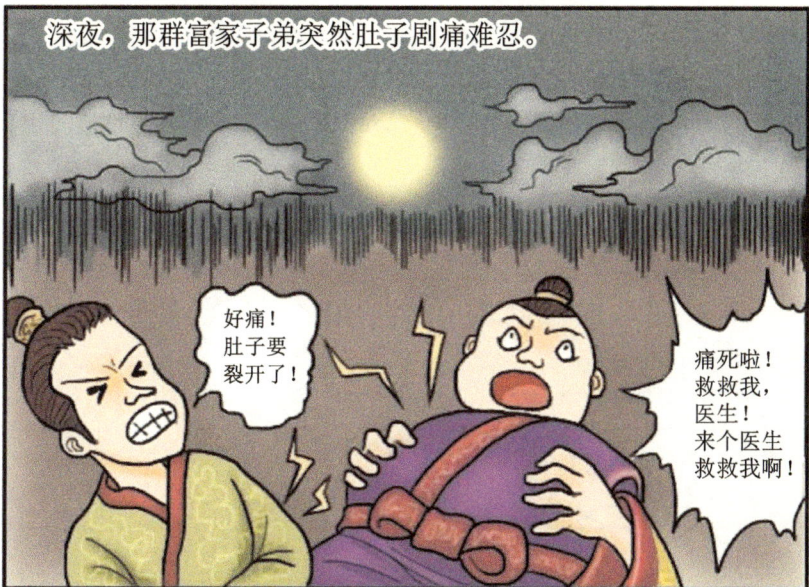

深夜，那群富家子弟突然肚子剧痛难忍。

好痛！肚子要裂开了！

痛死啦！救救我，医生！来个医生救救我啊！

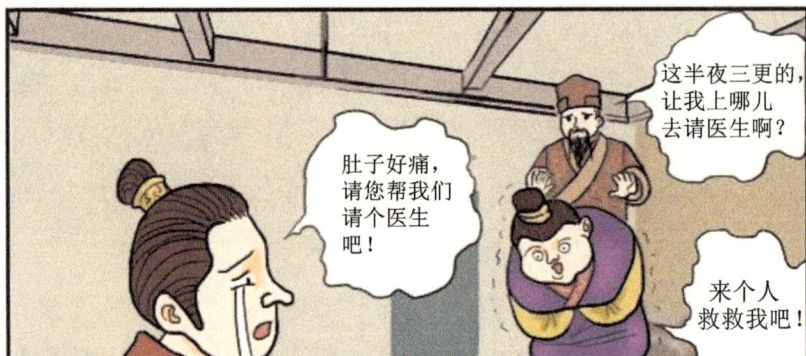

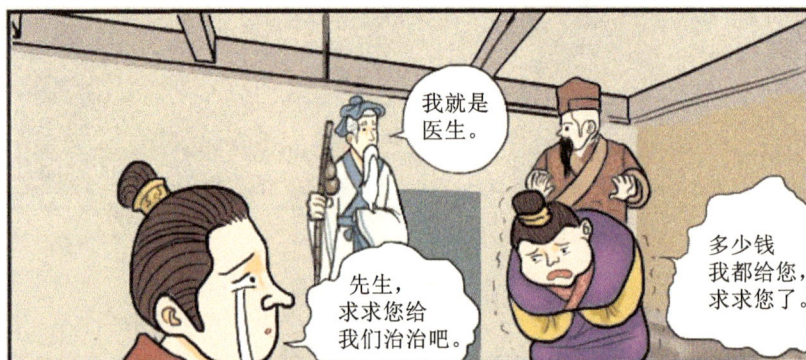

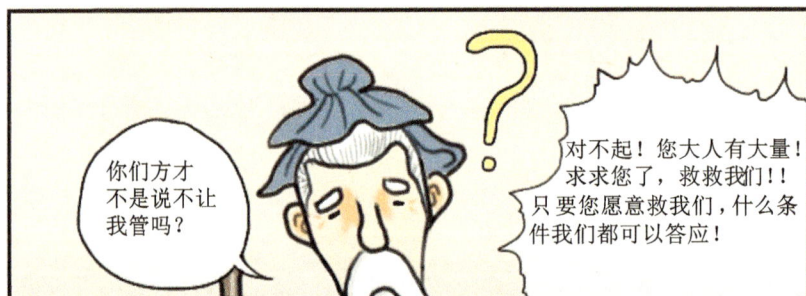

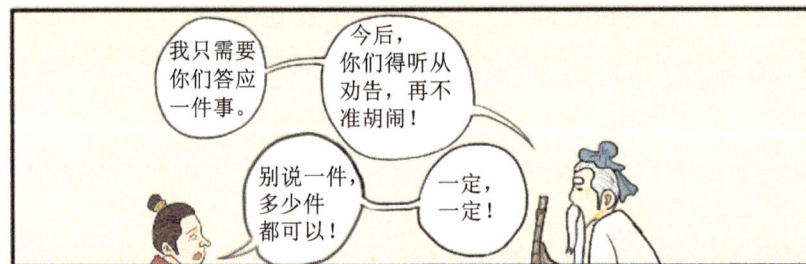

华佗让他们等着，自己带着徒弟到了荒郊野外，采了些草药的茎叶回来，并煎汤给少年们喝下。

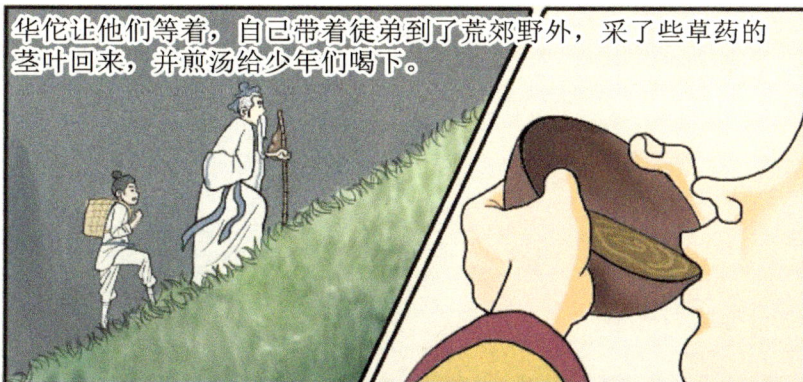

过了一会儿，他们的肚子便完全不痛了。华佗心想：这种紫色的草药还没有名字，病人吃了它确实会感到舒服。今后就叫它"紫舒"吧！

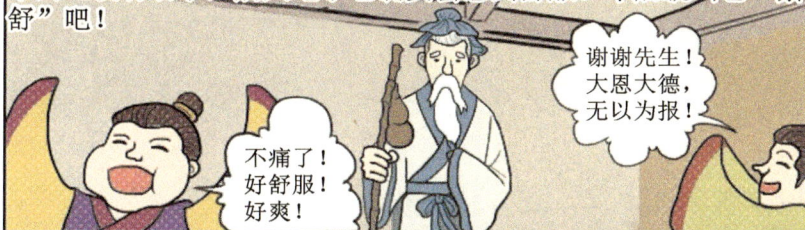

谢谢先生！大恩大德，无以为报！

不痛了！好舒服！好爽！

关于华佗为什么会知道这种草药可以缓解腹痛，原来是有一年华佗在江南的一条河边上采药。他看见一只水獭在吃一条大鱼。

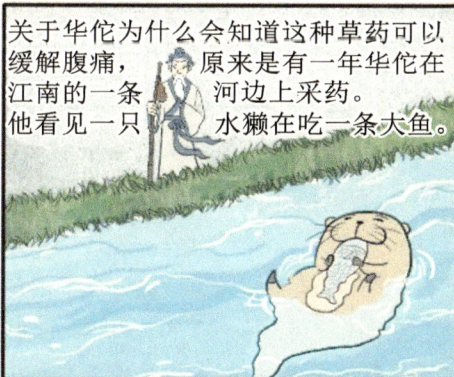

吃完后水獭开始难受，腹痛难忍。

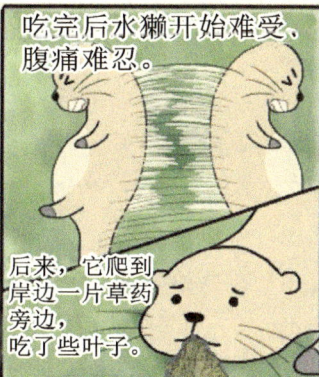

后来，它爬到岸边一片草药旁边，吃了些叶子。

休息了一会儿，它竟没事了，华佗便记在了心上。后来，华佗还把"紫舒"的茎叶制成丸和散。他又发现这种草药还具有解表散寒的功能，可以益脾、利肺、理气、宽中、止咳、化痰，能治很多病症。

华佗心想，鱼类属凉性，紫苏性温，紫苏准可以解鱼毒。

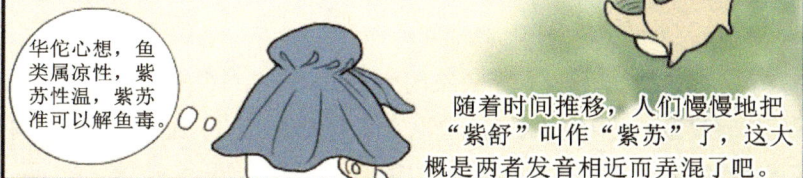

随着时间推移，人们慢慢地把"紫舒"叫作"紫苏"了，这大概是两者发音相近而弄混了吧。

15

第二节　辛凉解表药

柴　胡

柴胡辛寒肝胆肺，
透表泄热解少阳。
疏肝解郁调经痛，
升举阳气防脱垂。

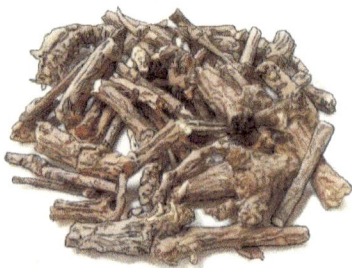

　　说起柴胡，相信大家马上就会想到我们都非常熟悉的小柴胡颗粒或者柴胡注射液。这个药实在太重要了，它的重要性没法用语言来形容，要了解学习中医药，柴胡是必须学习的。在中医界，有一个派系叫作"柴胡"派，一剂"小柴胡汤"打天下，用得最多的药便是柴胡，由此可见，柴胡有多重要了。本品始载于《神农本草经》，被列为上品，谓其："主心腹，去肠胃结气，饮食积聚，寒热邪气，推陈致新。"梁代《本草经集注》称："柴胡疗伤寒第一用。"

　　柴胡具有独特的功能，它是专门针对半表半里症的药物，没有其他药物可完全替代。如果病邪在半表半里，只有柴胡能解。大家都知道，有个退烧用的中成药，叫作小柴胡颗粒，实际上，小柴胡颗粒治的是半表半里型外感发热。半表半里型外感发热有个最突出的症状，就是一会儿冷、一会儿热。这种感冒发热最适合用小柴胡颗粒。

　　柴胡可疏肝解郁。有个家喻户晓的中成药，叫作逍遥丸。逍遥丸的君药就是柴胡，用柴胡来疏肝解郁。

　　柴胡的第三个作用——升举阳气。在我们体内，浊阴要降，清阳要升。胆、肺、胃是降的，肝、脾是升的，柴胡作用于肝，把肝气往上升，把肝脾之气往上提，这就是柴胡的升举阳气。在提升阳气的方子里，比如升陷汤，用补气的黄芪，然后再配点升举阳气的柴胡和升麻，就可以把阳气提升起来。

【主要产地】主要产自辽宁、甘肃、河北、河南、湖北、江苏、四川等地。

【性味归经】味苦、辛，性微寒；归肝、胆、肺经。

【功效主治】

1. **透表泄热**　本品辛散苦泄，微寒退热，善于祛邪解表退热和疏散少阳半表半里之邪，对于外感表证发热，无论风寒、风热均可使用。

2. **疏肝解郁**　用于肝郁气滞所致的胸胁或少腹胀痛、情志抑郁、妇女月经失调、痛经等。

3. **升举阳气**　用于气虚下陷、脏器脱垂、脱肛、子宫脱垂等。

【用法用量】煎服，3~9克。解表退热，用量宜稍重，且宜用生品。疏肝解郁宜醋炙，升阳举陷可生用或醋炙，用量均宜稍轻。

【使用注意】柴胡其性升散，古人有"柴胡劫肝阴"之说，阴虚阳亢、肝风内动、阴虚火旺及气机上逆者当慎用。

【现代研究】北柴胡根含柴胡皂苷(a、b、c、d)、芸香苷、侧金盏花醇、菠菜甾醇、多糖及挥发油等。挥发油内有戊酸、己酸、γ-庚内酯、2-甲基环戊酮、柠檬烯、香荆芥酮、葎草烯等。柴胡具有解热、镇静、镇痛、止咳及抗炎作用，对大鼠应激性胃溃疡有保护作用。

【日常妙用】

柴胡疏肝粥

材料：香附6克，麦芽9克，柴胡12克，甘草6克，白芍10克，川芎6克，枳壳6克，粳米100克，白糖20克。

制法：将中药放在一起熬汁，去掉药渣。接着将粳米清洗干净，与药汁一同煮成粥，加入白糖即可。

用法：分两次服用。

功效：疏肝解郁，退热。适用于肝郁气滞导致的胁痛和低热。

【杏林故事】

胡进士家有个长工叫二慢。

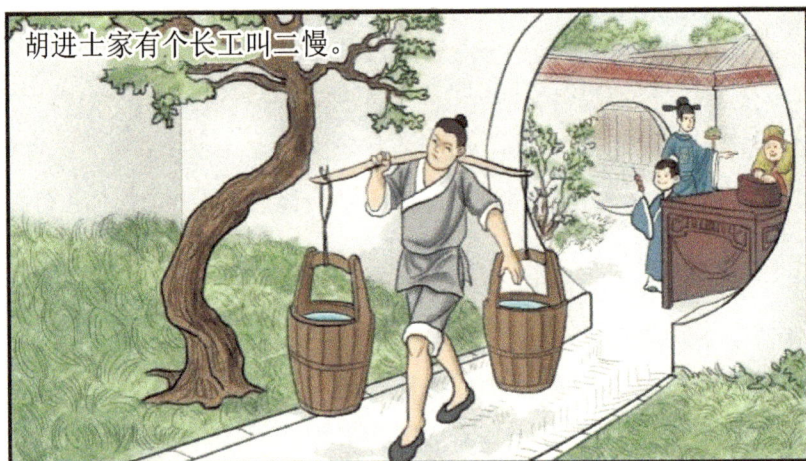

一年秋天，二慢得了
"寒热往来"的温病。
此病无法医治，
并且会"忽冷忽热"，
得了此病后二慢便
无法继续工作了。

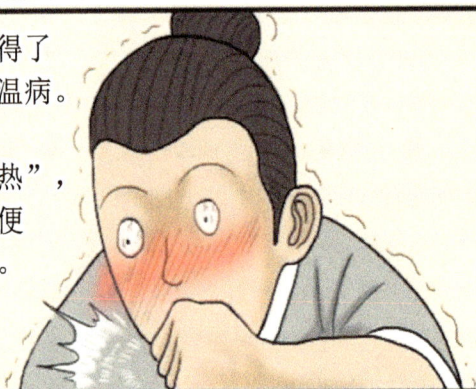

胡进士一看二慢得了
不能干活的病，
又怕该病传染给家里
人，就说：

二慢，我
不用你了，
你走吧。

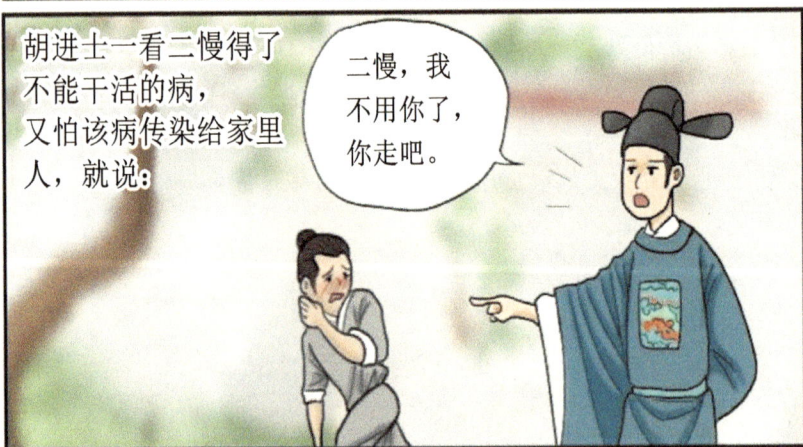

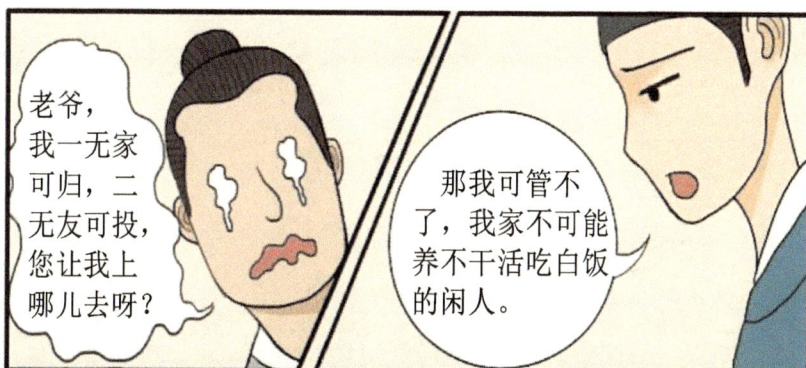

老爷，我一无家可归，二无友可投，您让我上哪儿去呀？

那我可管不了，我家不可能养不干活吃白饭的闲人。

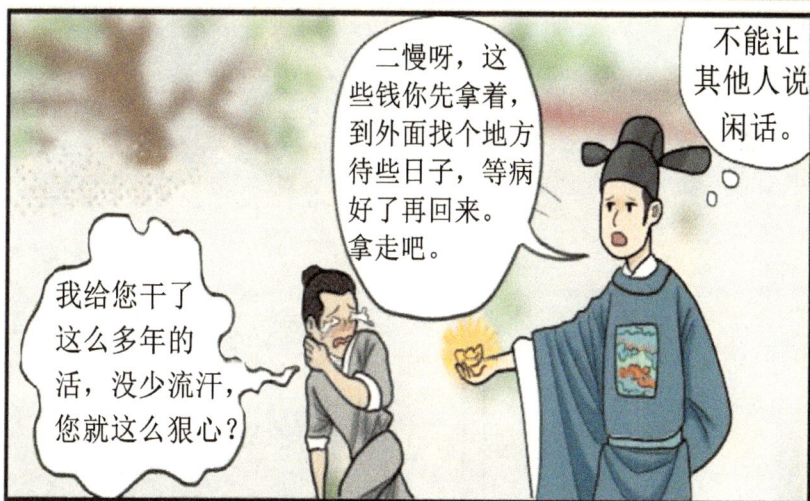

二慢呀，这些钱你先拿着，到外面找个地方待些日子，等病好了再回来。拿走吧。

不能让其他人说闲话。

我给您干了这么多年的活，没少流汗，您就这么狠心？

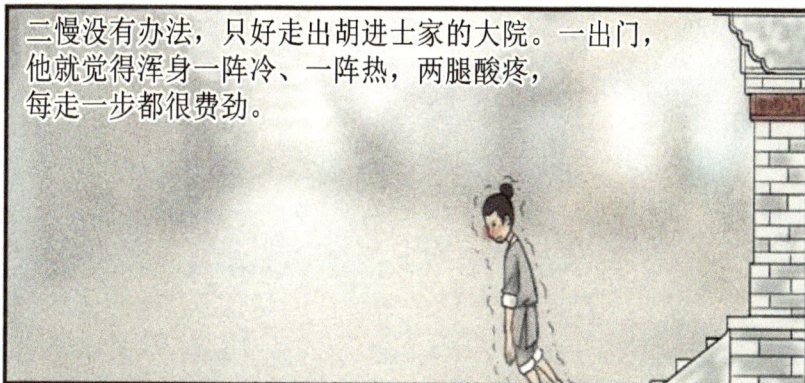

二慢没有办法，只好走出胡进士家的大院。一出门，他就觉得浑身一阵冷、一阵热，两腿酸疼，每走一步都很费劲。

19

他迷迷糊糊地来到一片水塘旁边。
塘水已干，四周杂草丛生，
还长着茂密的芦苇、小柳树。
二慢再也无法动弹，
就趴在了杂草丛里。

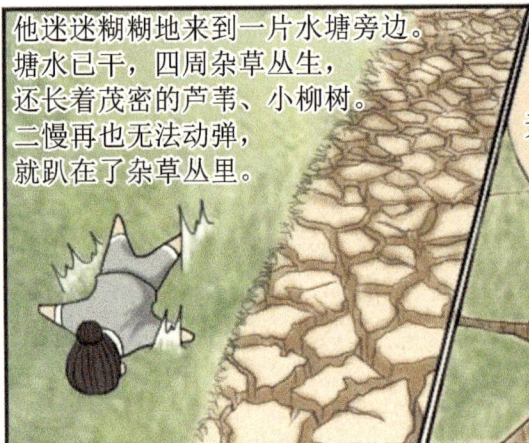

趴了许久，二慢觉得
又渴又饿。可他连站
起身的力气也没有，
无奈只好吃草根充饥。

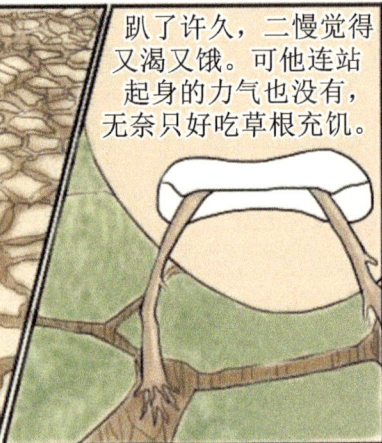

一连七天，二慢没去别的
地方，吃了七天草根。
七天过后，居然痊愈了。

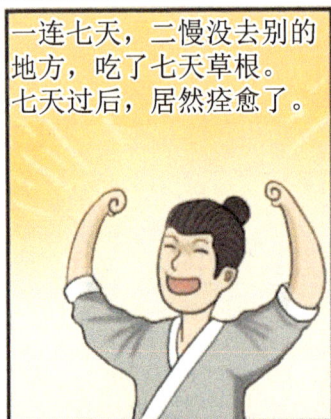

二慢？！
你怎么
回来了？

于是二慢回到胡进士家。

我痊愈了，
老爷！

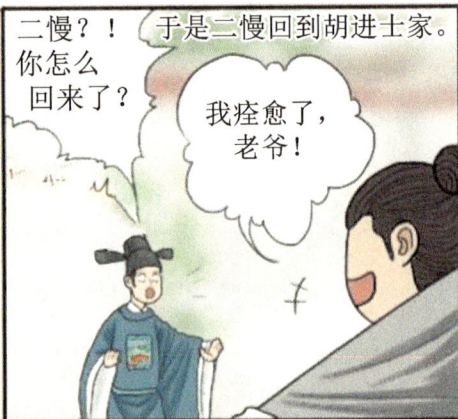

过了些日子，胡进士的少爷也得了温病，跟
二慢得过的病一模一样。胡进士就这么一个
儿子，心疼极了。他请来许多大夫，但谁也
治不好。胡进士忽然想起二慢。

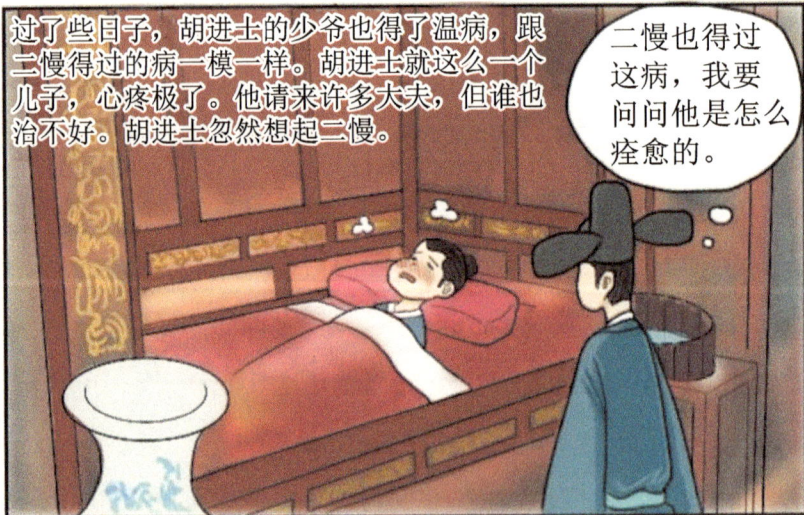

二慢也得过
这病，我要
问问他是怎么
痊愈的。

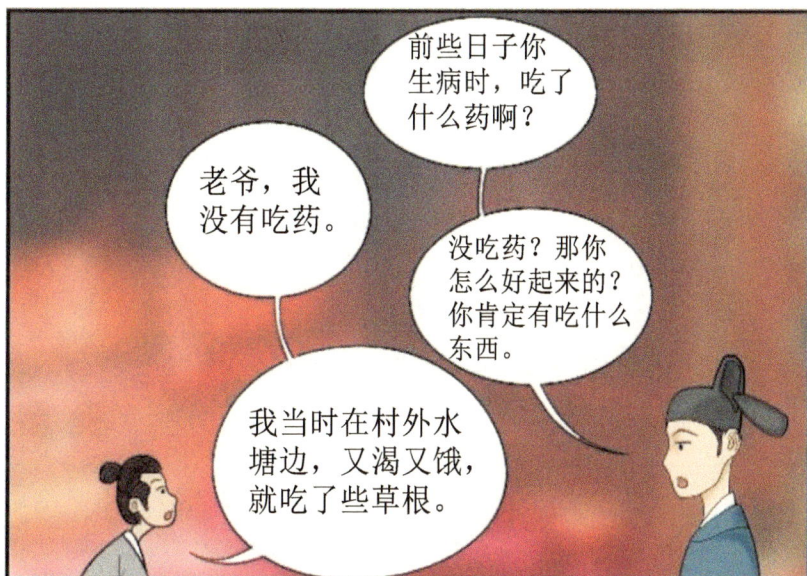

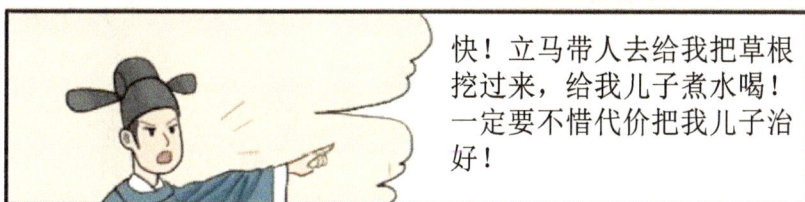

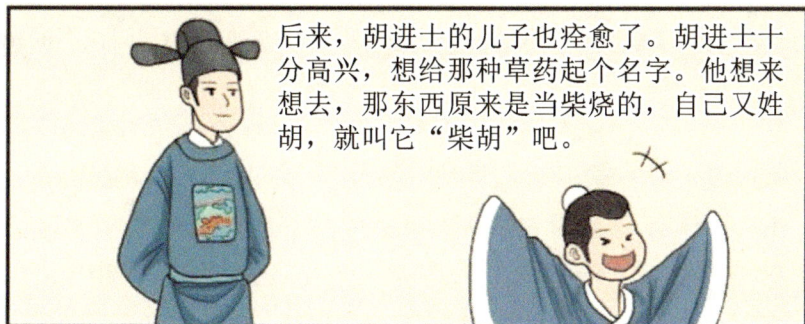

后来，胡进士的儿子也痊愈了。胡进士十分高兴，想给那种草药起个名字。他想来想去，那东西原来是当柴烧的，自己又姓胡，就叫它"柴胡"吧。

葛 根

葛根性凉脾胃肺，
发表解肌外感当。
生津透疹功效强，
升阳止泻脾虚康。

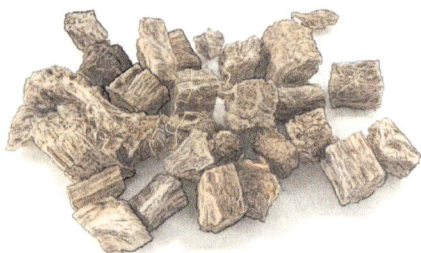

俗话说"北有人参，南有葛根""小小葛根赛人参"。中医学认为，葛根味甘、辛，性凉，可解肌退热、透疹、生津止渴、升阳止泻。葛根中含有丰富的葛根素和黄酮类物质。现代药理研究表明，葛根具有改善心、脑等重要脏器血液循环，以及降血糖、降血脂、护肝、解酒、改善记忆力、抗癌等作用。葛根还是药食同源之品，需清热、泻火、通便时，可取少量葛根粉，用凉开水冲服。

【主要产地】主要产自河南、湖南、四川、浙江等地。

【性味归经】味甘、辛，性凉；归脾、胃、肺经。

【功效主治】

1. 发表解肌　用于治疗外感表证。属风寒者，常与麻黄、桂枝等同用；属风热者，常与柴胡、黄芩等同用。

2. 生津止渴　用于治疗热病口渴或消渴，可单用或与天花粉、麦冬等同用。

3. 透发麻疹　用于治疗麻疹初起或疹出不畅，常与升麻、白芍等同用。

4. 升阳止泻　用于治疗脾虚泄泻，常与党参、白术等配伍；用于治疗湿热泻痢，常与黄芩、黄连等同用。

【用法用量】煎服，10~15克。发表解肌、生津止渴时生用；脾虚泄泻时煨用。

【使用注意】夏日表虚汗多及胃寒者慎用。

【现代研究】葛根含野葛苷（A 和 B）、葛根素、葛根素木糖苷、大豆素、大豆苷等黄酮类化合物，以及 β-谷甾醇、花生酸等其他成分。总黄酮及葛根素能增加犬的冠状动脉血流量、脑血流量，降低血管阻力。葛根素可明显缩小犬实验性急性心肌梗死的范围。葛根醇提物和葛根素有抗实验性心律失常的作用。葛根醇浸剂能拮抗大鼠垂体后叶激素引起的心肌缺血反应，并对人工发热的兔有解热作用。葛根素还可抗高血压，防治动脉粥样硬化，抗血小板聚集。葛根还有降血脂、改善记忆力、抗肿瘤、抗氧化等作用。

【日常妙用】

葛根茶

材料：葛根 30 克。

制法：将葛根洗净，切成薄片，加水煮沸。

用法：代茶饮。

功效：清热解毒，分解酒精，醒酒健胃，解酒护肝。将其当作常规饮料，久服可降血脂、降血糖、降血压。

【杏林故事】

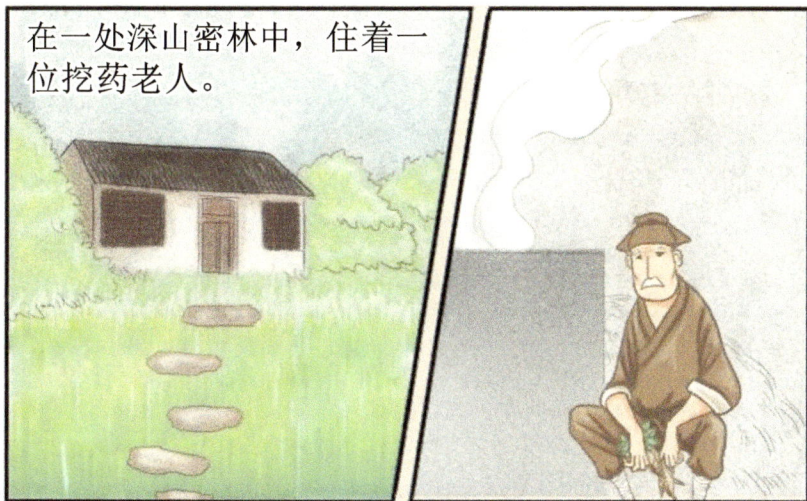

在一处深山密林中，住着一位挖药老人。

一天，他听见门外有人喊：

求求您！救救我！

嗯？

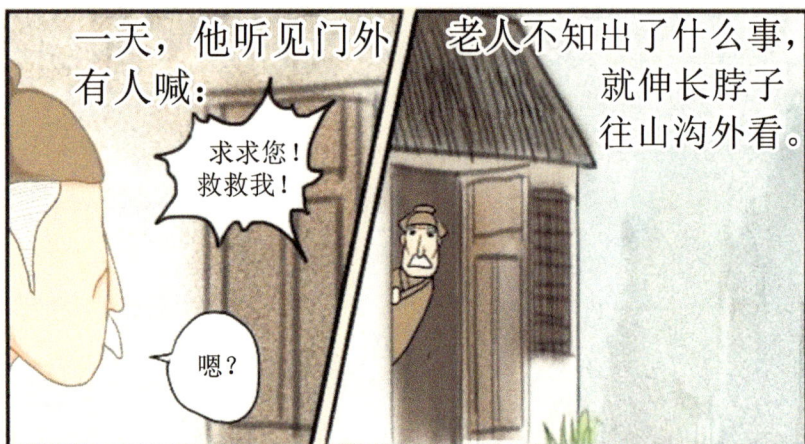

老人不知出了什么事，就伸长脖子往山沟外看。

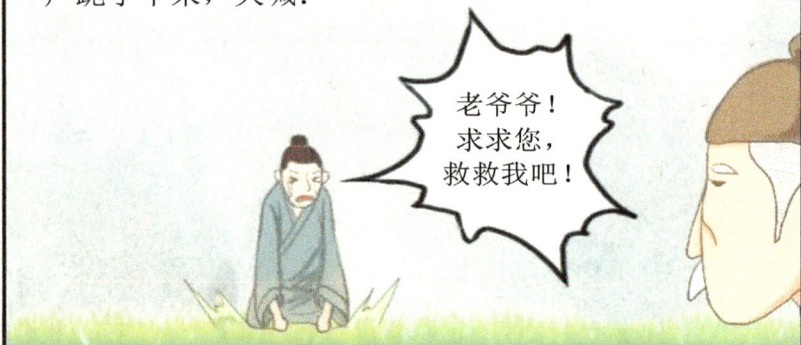

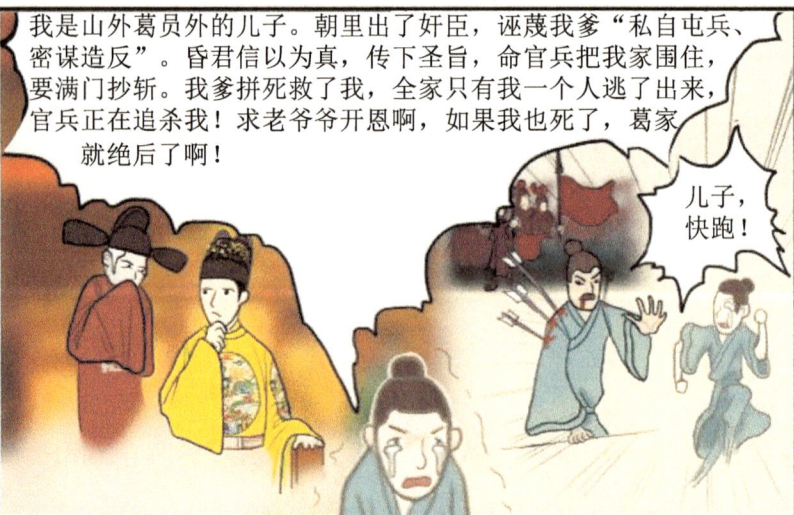

他看到一个十四五岁的男孩子，直冲他跑过来，并扑通一声跪了下来，大喊：

老爷爷！求求您，救救我吧！

我是山外葛员外的儿子。朝里出了奸臣，诬蔑我爹"私自屯兵、密谋造反"。昏君信以为真，传下圣旨，命官兵把我家围住，要满门抄斩。我爹拼死救了我，全家只有我一个人逃了出来，官兵正在追杀我！求老爷爷开恩啊，如果我也死了，葛家就绝后了啊！

儿子，快跑！

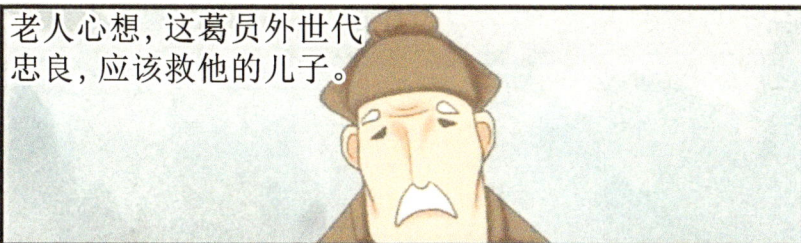

老人心想，这葛员外世代忠良，应该救他的儿子。

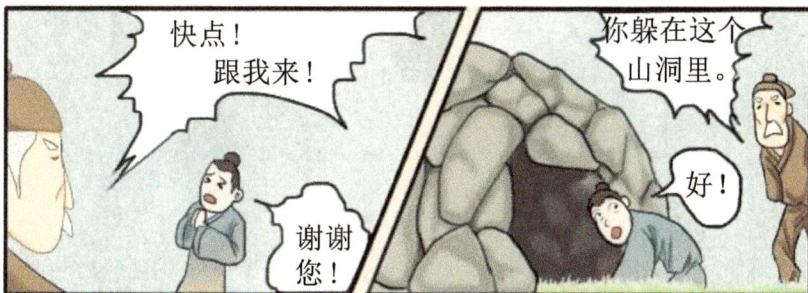

快点！跟我来！

谢谢您！

你躲在这个山洞里。

好！

官兵追上山来，前前后后，足足搜了三天，也没找到那个孩子，只好收兵回去了。

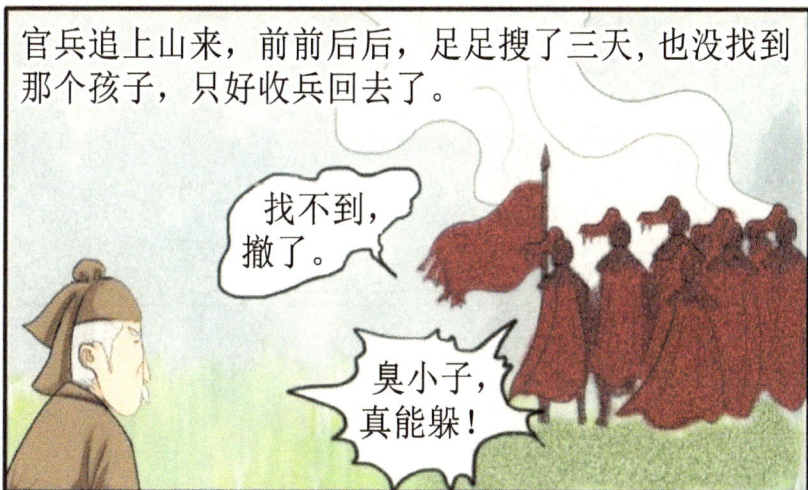

找不到，撤了。

臭小子，真能躲！

然后，老人带着孩子出了山洞。

谢谢您的救命之恩！您的大恩大德，永世难报！

不用客气，但是你现在有地方可去吗？

我全家都没了，还能去投奔谁呢？如今我已经无处可去了。

那这样吧，你干脆就跟我过日子吧。

谢谢您！我愿意终身侍奉爷爷。以后您就是我的亲爷爷了！

从此以后，葛员外的独生子就跟着老人每天在山上采药。这位老人常常采摘一种草，那种草的块根主治发热口渴、泄泻等病。

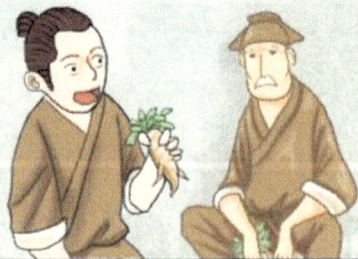

几年过去了，采药老人死了。葛员外的儿子学会了老人的本事，也专门挖那种有块根的药草，并治好了许多病人。后来他给这个草药起了"葛根"这一名字。所谓"葛根"，就是说葛家满门抄斩，只留下了"一条根"的意思。

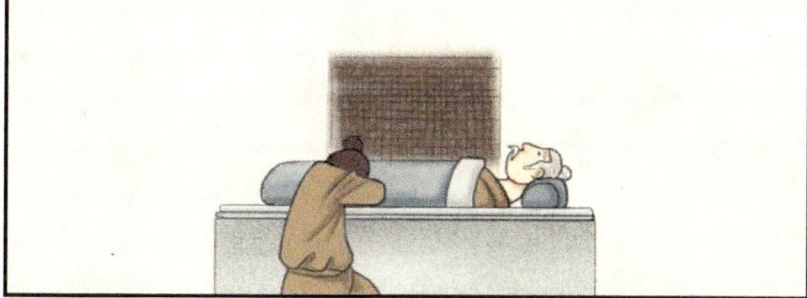

菊 花

散风清热治感强，
风热温病初起康。
肝阳上亢眩晕旁，
清热解毒疗疮疡。

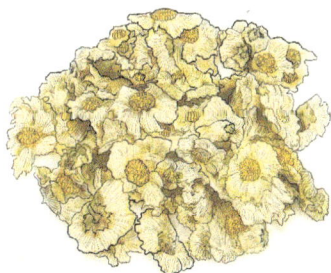

"不是花中偏爱菊，此花开尽更无花。"菊花在《神农本草经》中被列为上品。史料记载，在汉代《尔雅》《礼记》等典籍中其被称为"蘜"，为穷尽的意思，即秋季菊花开后不再有花开。受古代道教服食成仙思想的影响，古人常将菊花加入丹药中，认为"服之长寿，食之通神"。因此，菊花又被称为"延寿客"，民间称其为"药中圣贤"。菊花因产地、加工方法不同，分为亳菊、怀菊、滁菊、贡菊、杭菊，这些品种我们统称为"药菊"。除了药菊外，其他品种大多用于制作菊花茶，如黄菊、胎菊等，多在茶叶店销售。

菊花药性偏凉，首要功效为清泻肺经之热，亦可疏散风热，尤其适宜秋季。虽然秋天比较凉爽，但人易上火，易受风热之邪侵袭，引发风热感冒，症状包括头痛、微热及咽痛。菊花能有效祛除肝经之虚火，即中医所称的肝阳上亢。

表现为易怒、头疼，严重时面部潮红。菊花与石决明、白芍、珍珠母及桑叶配伍使用，可以起到清肝止痛的作用。菊花平肝阳；石决明除热；白芍敛阴、养阴血；珍珠母安神，缓解肝火旺导致的失眠；桑叶与菊花相配，既可疏散风热，又能平抑肝阳，可有效缓解肝火旺的症状。若肝火过旺，可能出现眼睛红肿、眼角有眵等症状，可以用菊花降肝火，与石决明、夏枯草、蝉蜕搭配制成祛热消肿方。

【主要产地】主要产自安徽、浙江、河南等地。

【性味归经】味甘、苦，性微寒；归肺、肝经。

【功效主治】

1. 散风清热　用于治疗风热感冒、温病初起时出现的发热、头痛、咳嗽等症状。

2. 平肝抑阳　用于治疗肝阳上亢，头痛眩晕，常与石决明、珍珠母、白芍等药物同用。

3. 清肝明目　用于治疗目赤昏花。本品辛散苦泄，微寒清热，入肝经，既能疏散肝经风热，又能清泄肝热以明目，可治肝经风热、肝火上攻所致的目赤肿痛。

4. 清热解毒　用于治疗疮，肿毒。

【用法用量】煎服，6~15克；或泡茶，或入丸、散。

【使用注意】疏散风热用黄菊花，平肝明目用白菊花，疔疮痈疽用野菊花。

【现代研究】菊花含挥发油，油中主要为菊酮、龙脑、龙脑乙酸酯；并含腺嘌呤、胆碱、水苏碱、木犀草苷、大波斯菊苷、香叶木素-7-葡萄糖苷、菊苷、菊花萜二醇等。菊花煎剂或浸剂在体外对金黄色葡萄球菌、乙型溶血性链球菌、痢疾志贺菌、变形杆菌、伤寒沙门菌及大肠杆菌等有抑制作用。菊花制剂能增加离体兔心的冠状动脉血流量，改善心肌供血，对冠心病有一定的疗效。

【日常妙用】

银花白菊饮

材料：金银花10克，白菊花15克，冰糖适量。

制法：将金银花、白菊花冲洗干净，放进锅里，加水，大火煮沸，放入冰糖，小火熬到冰糖融化即可。

用法：代茶饮。

功效：祛风清肺，清肝明目，解表清热。适用于眼部肿痛、眩晕、身热、热毒生疮、内热郁结、咽喉肿痛等症。

桑 叶

疏散风热美名扬，
温病初起咽痛康。
清肺润肺桑杏汤，
清肝明目目赤消。

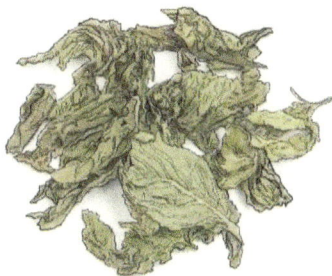

在河南省安阳市小屯村出土的 3000 多年前殷商时期的甲骨文中，发现了"桑"字。古诗"秋日平原路，虫鸣桑叶飞""开轩面场圃，把酒话桑麻"分别记载了桑叶和桑树。许慎在《说文解字》中提到，桑树有"东方自然神木之名"，尤为甚者，古代称十月霜后的桑叶为"神仙叶"。可见，桑树是一种古老的树种，桑树和桑叶不仅拥有深厚的文化渊源，而且还具有十分重要的药用价值。

中药用桑叶一般在每年的霜降后采收，质量佳。在十月霜后采摘的桑叶被称为霜桑叶、黄桑叶、冬桑叶等。中医学认为，桑叶甘寒质轻，长于凉散风热、清肺止咳，故常用于风热感冒或温病初起时的发热、头痛、咳嗽等症状的治疗。常配伍菊花、连翘、杏仁等，如桑菊饮。桑叶味苦性寒，清泄肺热，可用于燥热伤肺所致的干咳少痰。轻者可配伍杏仁、沙参、梨皮、贝母等，如桑杏汤。重者可配伍生石膏、麦冬、阿胶等，如清燥救肺汤。桑叶可用于肝阳上亢所致的头痛眩晕的治疗，常配菊花、石决明、白芍等中药使用。配菊花、夏枯草、车前子等可清肝明目，治疗肝经风热、肝火上攻所致的目赤涩痛、流泪等。

【主要产地】全国大部分地区。

【性味归经】味苦、甘，性寒；归肺、肝经。

【功效主治】

1.疏散风热 用于治疗风热袭表证或温病初起时的发热、咽痛、咳嗽等症。

2.清肺润肺 用于治疗燥热伤肺所致的干咳痰少、咽痒等症。

3.清肝明目 可用于肝阳上亢所致的头痛眩晕，或肝经风热所致的目赤肿痛。

【用法用量】煎服，5~9克；或入丸、散。

【使用注意】新桑叶长于清肝明目，霜桑叶长于疏散风热。

【现代研究】桑叶含蜕皮甾酮、β-谷甾醇、芸香苷、桑苷、异槲皮苷、伞形花内酯、东莨菪苷等。桑叶水煎剂对实验性糖尿病大鼠有降低血糖的作用。桑叶水煎剂可抗钩端螺旋体，可抑制金黄色葡萄球菌、乙型溶血性链球菌等多种致病菌的生长。

【日常妙用】

桑叶茶

材料：桑叶9克，杏仁9克，沙参9克，浙贝母9克，豆豉9克，栀子6克，梨皮30克。

制法：将上述材料洗净，大火煮沸后转小火煎15~20分钟。

用法：代茶饮。

功效：轻宣温燥，润肺止咳。适用于秋天干燥气候所引起的干咳无痰、头痛发热。

蝉　蜕

蝉蜕味甘归肺肝，
清热透疹明目强。
息风解痉治惊风，
小儿惊痫夜啼安。

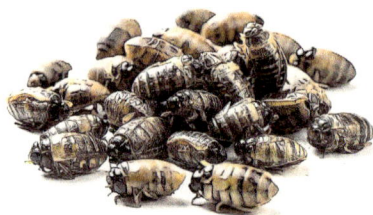

蝉科昆虫黑蚱的若虫羽化时脱落的皮壳，俗称"知了壳"，即中药蝉蜕。晒干以后可以当作药材的，它含有多种药用成分，药用价值高，能治疗多种疾病。中医学认为，蝉蜕味甘，性寒，归肺、肝经，具有疏散风热、利咽、透疹、明目退翳、解痉之功效，用于风热感冒、咽痛音哑、麻疹不透、风疹瘙痒、目赤翳障、惊风抽搐、破伤风。所以，蝉蜕的确是一剂良药。蝉蜕一味，"以皮走皮"，在儿科中具有透疹外出、祛散风热等治疗表病的独特作用，是其他药物不可替代的。

【主要产地】主要产自山东、河南、河北、湖北、江苏、四川等地。

【性味归经】味甘，性寒；归肺、肝经。

【功效主治】

1. 疏散风热，利咽开音 用于治疗外感风热、温病初起、咽痛暗哑。

2. 透疹 用于麻疹透发不畅，风疹瘙痒。

3. 明目退翳 可用于治疗风热上攻或肝火上炎之目赤肿痛。

4. 息风解痉 可用于急慢惊风、破伤风、小儿夜啼等。

【用法用量】煎服，3~6克；或单味研末冲服。

【使用注意】孕妇慎用。

【现代研究】蝉蜕含甲壳质、异黄质蝶呤、赤蝶呤等成分。蝉蜕酒剂可延长破伤风毒素感染的兔的存活时间。蝉蜕对士的宁、可卡因及烟碱引起的小鼠惊厥具有拮抗作用。蝉蜕有中枢镇静作用。蝉蜕有解热作用，其中以蝉蜕头、足部的解热作用较强。蝉蜕还有镇痛、免疫抑制、抗过敏、抗肿瘤等作用。

【日常妙用】

蝉蜕紫草鲫鱼汤

材料：蝉蜕10克，紫草12克，芍药10克，桑叶6克，鲫鱼250克，葱、姜、盐少许。

制法：将蝉蜕、紫草、芍药、桑叶洗干净；鲫鱼洗净，切块。将除鲫鱼块外的所有材料一起放入锅内，加适量清水，大火煮沸后，加入鲫鱼块，文火煮半小时后，加葱、姜、盐调味即可。

用法：作为菜食用。

功效：疏散风热，利咽透疹。适用于风热袭表证，症见咳嗽、目赤肿痛、皮肤疹点稀疏色红、稍隆起而碍手，伴舌红苔黄等。对于麻疹初起(疹点透发不畅)、风疹或水痘等出疹性疾病属风热证者，亦可选用本汤品治疗。

（易敏　陈舒悦）

第二章　清热药

　　凡以清泄里热为主要作用的药物，称为清热药。清热药具有清热泻火、解毒、凉血、清虚热等功效，主要用于治疗高热、热痢、痈肿疮疡以及阴虚内热等里热证候。清热药性寒凉，多入肺、胃、心、肝、大肠经。根据清热药的主要功效，大体分为清热泻火药、清热解毒药、清热凉血药、清热燥湿药、清热解暑药、清热明目药和清虚热药。清热泻火药，代表药物有石膏、知母、栀子等；清热解毒药，代表药物有金银花、连翘、蒲公英；清热凉血药，代表药物有生地黄、牡丹皮、赤芍等；清热燥湿药，代表药物有黄芩、黄连、黄柏等；清热解暑药，代表药物有荷叶、青蒿、绿豆等；清热明目药，代表药物有决明子、夏枯草；清虚热药，代表药物有银柴胡、地骨皮等。本类药药性寒凉，易伤脾胃，凡脾胃虚弱、食少便溏者慎用；热病易伤津液，清热燥湿药可加重阴津损伤，故阴虚津伤者应慎用；阴盛格阳、真寒假热之证，尤须明辨，不可妄投，要中病即止，避免克伐太过，损伤正气。

第一节　清热泻火药

　　凡以清热泻火为主要作用，治疗气分实热证的药物，称为清热泻火药。性味多苦寒或甘寒，能清解气分实热，清热作用较强。热为火之渐，火为热之极，清热与泻火两者不能完全分开，凡能清热的药物，大多能泻火。本类药物主要适用于治疗热入气分所致的高热、口渴、汗出、脉洪大、烦躁，甚至神昏谵语等病证。

石　膏

石膏清热性微寒，
解热除烦功效全。
肺热喘咳能平定，
胃火牙疼可立安。
研末外敷消肿痛，
煎汤内服润心田。
药材妙用多奇效，
对症施之病自安。

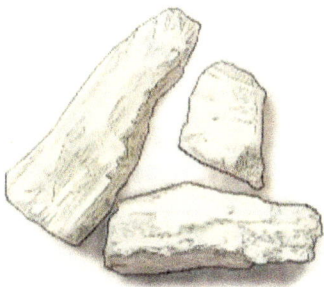

中药石膏，味辛、甘，性大寒，归肺、胃经。它是一种无机化合物，主要成分为含水硫酸钙，为透明或半透明晶体，多为天然产出。石膏在中医学中具有清热泻火、除烦止渴、敛疮生肌、收湿止血等多种功效。

石膏主治温热病气分实热证，肺热喘咳证，胃火亢盛所致牙痛、头痛，实热消渴，溃疡不敛，湿疹瘙痒，水火烫伤，外伤出血等。在配伍方面，石膏可与桑叶、桂枝、白芷等多种药材搭配使用，以增强疗效。例如，石膏配桑叶可清宣肺热，石膏配桂枝可表里双解。

然而，脾胃虚寒及血虚、阴虚发热者忌用石膏。内服时，一般剂量为15～60克，大剂量入煎剂时需先煎，徐徐温服。外用时，煅后研细末撒敷。在使用石膏期间，患者还需避免食用辛辣刺激性食物，注意皮肤清洁，以免出现不适症状。

【主要产地】主要产自湖北、安徽、山东、河南、山西、甘肃、云南、四川等地。

【性味归经】味辛、甘，性大寒；归肺、胃经。

【功效主治】

1.清热泻火　用于治疗肺胃气分实热证，常配知母同用；邪热郁肺证，常与麻黄、苦杏仁同用；胃火上炎，常与升麻、黄连同用。

2. **除烦止渴** 用于治疗肺胃燥热所致烦渴引饮，常与知母、人参等同用。

3. **生肌收敛** 外用于治疗溃疡不敛、烧伤烫伤等，常与青黛、黄柏等同用。

【用法用量】煎服，15~60克，先煎。清热泻火，生用；敛疮止血，煅用。

【使用注意】虚寒证者禁服，脾胃虚弱及血虚、阴虚发热者慎服。

【现代研究】

1. **解热作用** 本品煎剂或天然石膏1∶1煎剂，以4毫升直肠给药的方式给予因消毒牛乳或三联菌苗而发热的家兔，证明本品有解热作用。

2. **消炎作用** 石膏内服经胃酸作用，一部分变成可溶性钙盐，经肠吸收入血能增加血清钙离子浓度，可抑制神经应激(包括体温调节中枢神经)，降低骨骼肌的兴奋性，缓解肌肉痉挛，并减少血管渗透性，故有解毒、镇痉、消炎的作用。

3. **对免疫的影响** 石膏煎剂(1∶4浓度，每只4毫升)灌胃，可使烧伤大鼠脾与腹腔巨噬细胞环磷酸腺苷含量及前列腺素E2含量升高。对烧伤大鼠，石膏煎剂可使其T淋巴细胞数增多，淋巴细胞转化率增高，并使腹腔巨噬细胞的吞噬功能增强。

4. **收敛作用** 煅石膏外用可促进黏膜修复，减少炎性渗出。

【日常妙用】

生石膏豆腐汤

材料：豆腐200克，生石膏50克，盐少许。

制法：将生石膏、豆腐放入锅中，加水适量，煮1小时，用少许盐调味。

用法：饮汤。

功效：清肺热，降胃火。适用于治疗肺胃郁热所致的鼻衄等症状。

知　母

知母甘寒润肺肠，
清热泻火效昭彰。
阴虚火旺自然降，
肺热燥咳享泰康。
黄柏同施滋肾水，
川贝共配润肺阴。
纵能疗疾需审慎，
脾胃虚寒用当详。

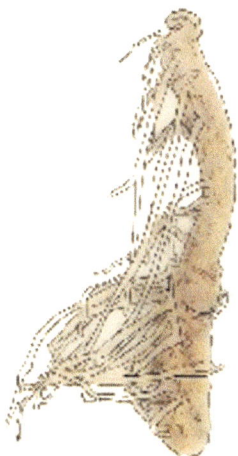

中药知母，味苦、甘，性寒，归肺、胃、肾经。它是植物知母的干燥根茎，具有清热泻火、滋阴润燥的功效。知母主治热病烦渴、肺热燥咳、骨蒸潮热、内热消渴、肠燥便秘等症状。

在配伍方面，知母可与多种药材搭配使用，如知母配黄柏，可清热降火坚阴，治阴虚火旺；知母配川贝母，可滋阴润肺、清热化痰，善治阴虚劳嗽、燥热咳嗽。知母也可用于日常保健，如与熟地黄、枸杞子等中药配伍泡酒，具有益气滋阴、助阳补泻的功效。

然而，脾胃虚寒、大便溏泄者不宜服用知母。其性寒，可能导致腹泻。

【主要产地】主要产自河北、山西、陕西、内蒙古等地。

【性味归经】味苦、甘，性寒；归肺、胃、肾经。

【功效主治】

1. 清热泻火　用于治疗肺胃气分实热证，常与生石膏配伍；肺热所致的咳吐黄痰，常与黄芩、瓜蒌、栀子等同用。

2. 滋阴降火　用于治疗阴虚所致骨蒸潮热，多与黄柏、生地黄、龟甲等同用。

3. 生津润燥　用于治疗内热伤津及消渴病，常配生石膏、葛根、麦冬等同用。肠燥便秘，常与生首乌、当归、火麻仁等同用。

【用法用量】煎服，6~12克。清热泻火，生用；滋阴降火，盐水炙用。

【使用注意】本品性寒滑润，有滑肠之弊，脾虚便溏者慎用。

【现代研究】本品有抗病原微生物的作用：知母在体外对革兰氏阴性菌及革兰氏阳性菌均有较强的抗菌作用。从知母中提取的一种水溶性皂苷，对结核分枝杆菌，尤其对白念珠菌有较强的抑制作用，另一种黄酮结晶，亦有抑制结核分枝杆菌的作用。

【日常妙用】

益气清暑粥

材料：西洋参1克，北沙参10克，石斛10克，知母5克，粳米30克，白糖适量。

制法：先将北沙参、石斛、知母用布包加水煎30分钟，去渣留汁备用。再将西洋参研成粉末，同粳米一起加入药汁中煮成粥，加白糖调味。

用法：每日早、晚各一次服用。

功效：清暑益气，养阴生津。适用于发热持续不退，口渴，无汗或少汗的患儿。

栀 子

栀子苦寒心肺焦，
清热泻火目能明。
凉血解毒疮痛愈，
消肿止痛郁热清。
配伍黄芩治湿热，
合入连翘解热惊。
纵医诸症需辨证，
脾胃虚寒慎服行。

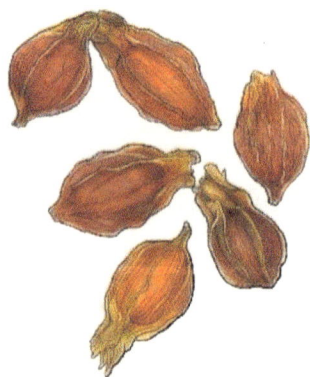

中药栀子，别名黄栀子，主要产于我国长江流域以南地区。其性味苦寒，

归心、肺、三焦经。栀子具有清热解毒、凉血止血、泻火除烦、利湿退黄等多种功效，主治热病心烦、湿热黄疸、血热吐衄、目赤肿痛、疮疡肿毒等。

在配伍方面，栀子常与黄芩、黄连、黄柏等药材同用，以增强清热泻火的效果；也可与金银花、连翘等药材搭配，以清热解毒。然而，栀子苦寒伤胃，脾胃虚寒者不宜使用，以免引起腹泻、腹痛等不适症状。此外，栀子不宜长期大量服用，孕妇应谨慎使用。在使用栀子期间，患者应注意饮食调理，避免食用辛辣、油腻等刺激性食物，以免影响药效。

总之，栀子是一种具有多种功效的中药材，但在使用时需根据病情和体质情况合理配伍，注意用药禁忌和注意事项。

【主要产地】主要产自浙江、江西、湖南、福建等地。

【性味归经】味苦，性寒；归心、肺、三焦经。

【功效主治】

1. 泻热除烦　用于治疗热病引起的发热、心烦不宁等症状。在外感热病的气分证初期，见有发热、胸闷、心烦等症状，可用栀子配伍豆豉，以透邪泄热、除烦解郁。

2. 凉血止血　用于治疗热毒、实火引起的吐血、鼻衄、尿血、目赤肿痛和疮疡肿毒等症状。治目赤肿痛，可与菊花、石决明等配伍；治疮疡肿毒，可与黄连、金银花、连翘等同用。

3. 泻热利湿　用于治疗湿热郁结所致的黄疸、面目皮肤发黄、疲倦、饮食减少等症状，常与黄柏、茵陈等同用。

【用法用量】内服：煎汤，6~10 克；或入丸、散。外用：研末调敷。

【使用注意】脾虚便溏者忌服。

【现代研究】

1. 利胆作用　栀子水煎剂或冲服剂口服后，通过胆囊拍片证实，服药后 20 分钟、40 分钟对胆囊有明显的收缩作用。因此，栀子可用于治疗胆道炎症引起的黄疸。

2. 镇静、降压作用　小白鼠皮下注射栀子流浸膏后，表现出自发活动减少、闭目、低头、肌肉松弛。

3. 抗微生物作用　栀子水提取物对多种真菌有抑制作用。其水煎剂（15 mg/mL）能杀死钩端螺旋体。在体外，栀子煎剂能使血吸虫停止活动，但对细菌生长无抑制作用。

【日常妙用】

栀子粥

材料：栀子 10 克，粳米 100 克。

制法：将栀子碾成细末，粳米加水熬煮成稀粥，待粥将成时，加入栀子粉末，再稍煮即可。

用法：每日早、晚分两次温食。

功效：清热泻火，利湿退黄。适用于黄疸、淋证等。

【杏林故事】

从前有个孤老奶奶，无儿无女，年轻时靠挖药为生。由于她不图钱财，常把药草白送给生病的穷人，所以没有积蓄。但是老奶奶并不担心这些，最担心的是自己认药的本事无人可传，一旦自己闭上了眼睛，谁给乡亲们挖药治病啊，想来想去，老奶奶决心找一个可靠的人传授其本事。

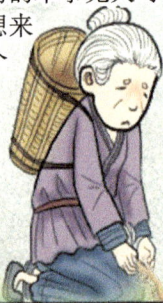

于是，年迈的她沿街讨饭，还逢人便说：

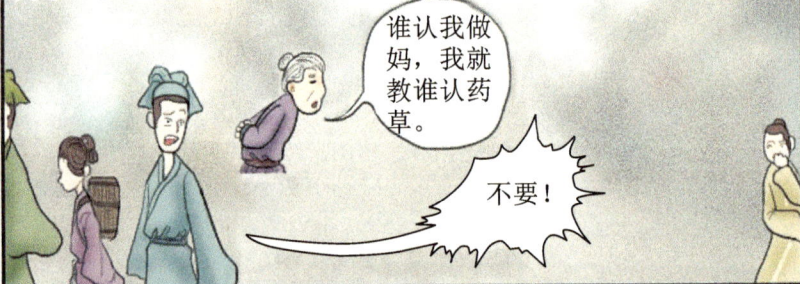

谁认我做妈，我就教谁认药草。

不要！

有个贵公子知道了，心想："我要是学会了治病，不就多了一条巴结官宦的路子吗？"

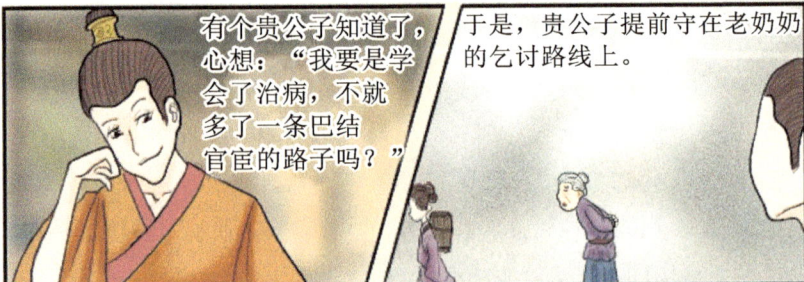

于是，贵公子提前守在老奶奶的乞讨路线上。

等老奶奶到这个地方后，便上前说道：

老太太，我愿意给您当儿子。

啊？

于是贵公子把老奶奶带回了自己的宅邸，并且假惺惺地用大鱼大肉招待了老奶奶，给她住好房子。

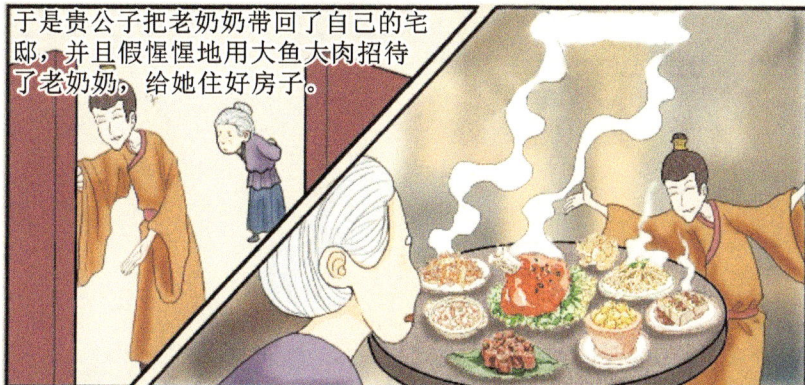

一连招待了几天，贵公子实在是演不下去了，便开始询问老奶奶：

妈，您啥时候传授认药的本事给我呀？

时候还早。

那具体等到什么时候呢？

等个十年八载吧。

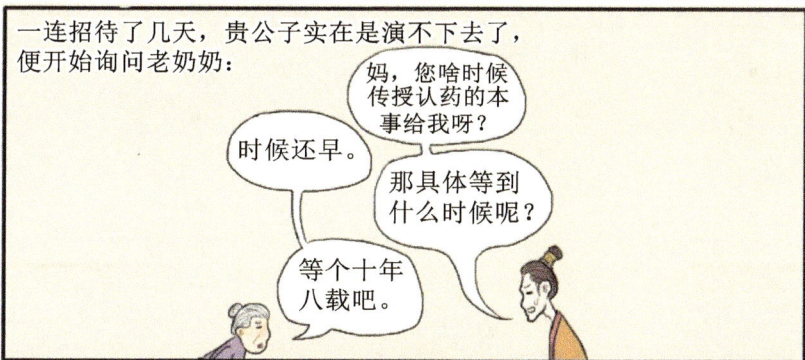

什么？还得养你这个老不死的十年八载？

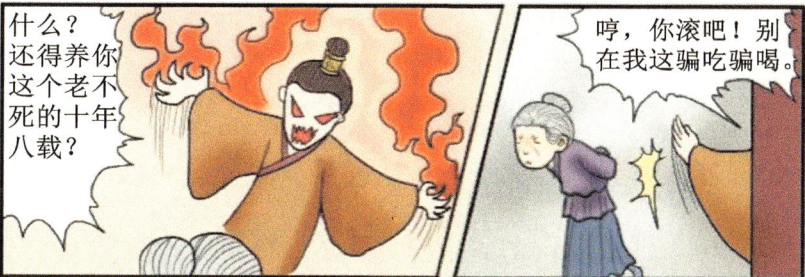

哼，你滚吧！别在我这骗吃骗喝。

老奶奶不慌不忙地走出公子家。她又一边沿街讨饭，一边嘴里念叨着："谁给我当儿子，我就教认识治病救命的药草！有谁愿意给我当儿子呀？……"随后，一连有几个贪图利益的人靠近老奶奶，但都因为同样的原因把老奶奶赶出了家门。老奶奶继续沿街乞讨。

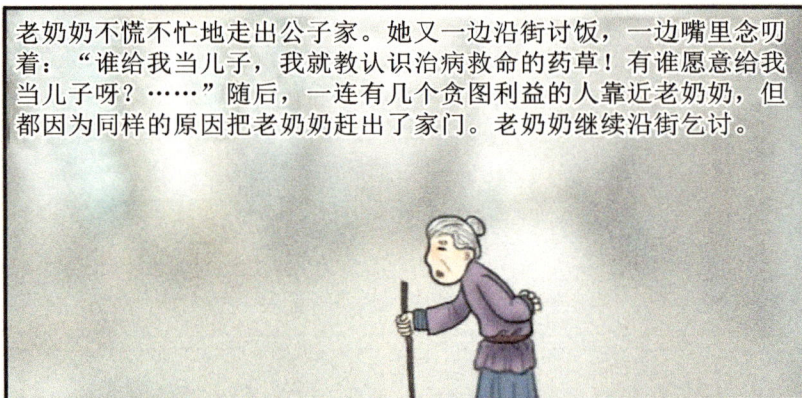

在一年冬天，老奶奶走到一个村子前，因为饿太久，直接晕倒在了村口。

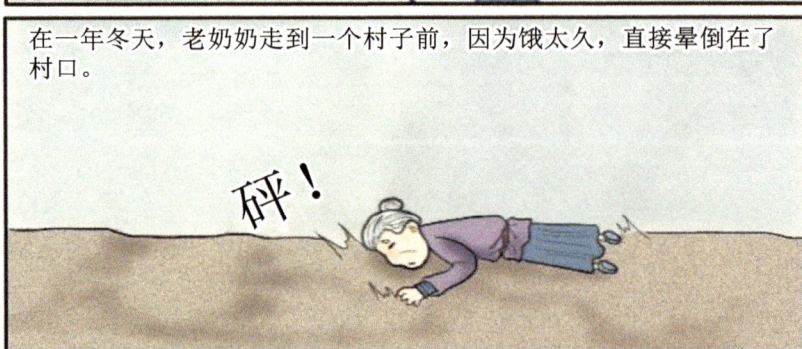

砰！

一个路过的樵夫发现了晕倒在村口的老奶奶。

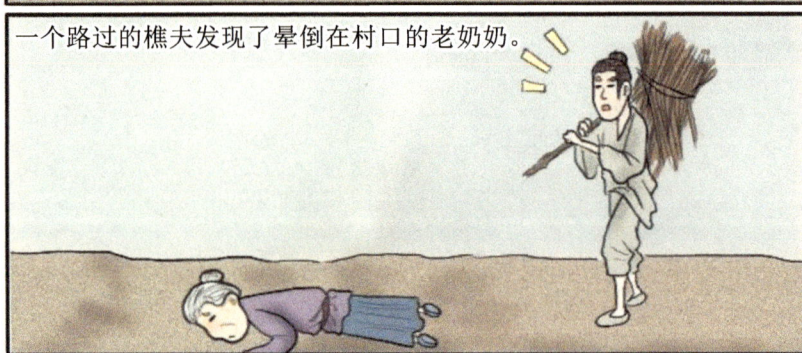

樵夫把老奶奶带回家，喂老奶奶喝热粥，照顾她。

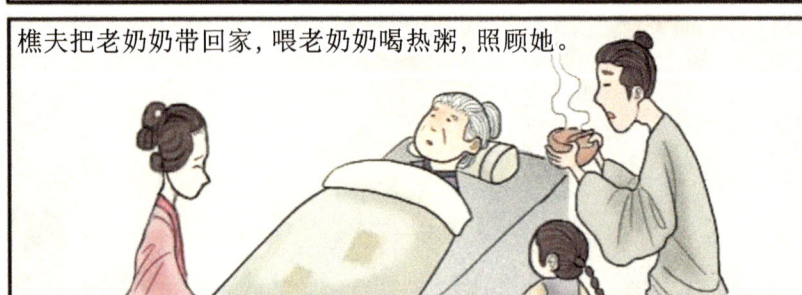

醒了之后，老奶奶怕打扰樵夫一家，便准备离开，樵夫及其家人担心老奶奶，便说：

> 这么冷的天，您上哪儿去呀？

> 四海为家，不用担心我。

> 您老一个人，我们家没有老人，咱们凑成一家人过日子不是挺好吗？

在樵夫一家的挽留下，老奶奶留了下来，一起快乐地生活在一起。樵夫和妻子也把老奶奶当成母亲来对待。

多年后的一天。

> 跟娘出来。

> 好的。

老奶奶把樵夫带到了山上，并把一种根可以治肺热咳嗽、虚劳发热之类病的药传给了樵夫，并取名为"知母"。

> 娘怕心怀不良的人拿它去发财、坑害百姓！所以肯定要传给一个忠厚善良的人我才放心。找寻了这么多年，也没碰见一个可心的人。孩子，你真懂得我的心思，这药就叫'知母'吧！

> 好的，娘！

第二节　清热解毒药

金银花

金银花又名忍冬，
性寒味甘入肺脾。
清热解毒疗疮痈，
疏散风热感冒痊。
连翘黄芩相佐助，
芦根竹叶共相依。
虚寒体质宜慎用，
对证施之病自宁。

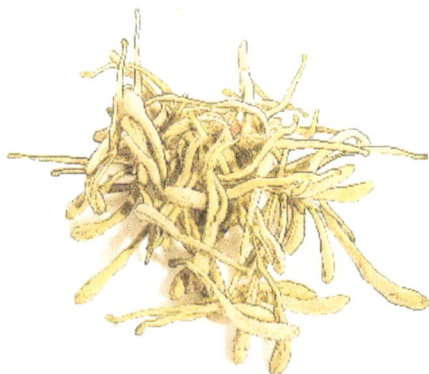

金银花，别名忍冬花。金银花主要产于我国山东、河南、河北、湖北、广东等地。其性味甘、寒，归肺、胃、心经。

金银花具有清热解毒、凉血止痢、疏散风热的功效，主治外感风热、温病初起、热毒血痢、痈肿疔疮等。在配伍方面，金银花常与连翘、黄芩、薄荷等药材搭配，以增强清热解毒的效果；也可与菊花、枸杞子等药材同用，以清肝明目。

然而，金银花性寒，脾胃虚寒者慎用，以免伤及脾胃阳气，引起腹泻等症状。此外，金银花不宜长期大量服用，孕妇及哺乳期妇女应在医生指导下使用。在使用金银花期间，患者应注意饮食调理，避免食用过于寒凉、生冷的食物，以免影响药效或加重病情。

总之，金银花是一种具有广泛药用价值的中药材，合理配伍、注意用药禁忌和注意事项，能够发挥更好的疗效。

【主要产地】主要产自山东、河南、河北、广东等地。

【性味归经】味甘，性寒；归肺、心、胃经。

【功效主治】

1. 清热解毒　用于治疗温病初起时的身热、口渴、脉数等症状，常与连翘、板蓝根等同用；疮痈初起，红肿热痛，常与蒲公英、野菊花、紫花地丁等同用。

2. 疏散风热　用于治疗外感风热表证，常与连翘、薄荷、马勃等同用。

3. 凉血止痢　用于治疗热毒血痢，可与马齿苋、白头翁等同用。

【用法用量】煎服，6~15 克，热毒重者可用 30~60 克。

【使用注意】脾胃虚弱者不宜常用。

【现代研究】

（1）本品具有广谱抗菌作用。对金黄色葡萄球菌、痢疾志贺菌等致病菌有较强的抑制作用，对钩端螺旋体、流感病毒及致病霉菌等多种病原微生物亦有抑制作用；金银花煎剂能增强白细胞的吞噬作用；有明显的抗炎及解热作用。

（2）本品有一定的降血脂作用。其水及醇提取物对肉瘤及艾氏腹水瘤有明显的细胞毒作用。此外，大剂量口服对实验性胃溃疡有预防作用。对中枢神经系统有一定的兴奋作用。

【日常妙用】

金银花莲子羹

材料：金银花 25 克，莲子 50 克，白糖适量。

制法：将金银花洗净；莲子用温水浸泡后去皮、心，洗净。接着将莲子放入砂锅内，加水，用武火煮沸，再转用文火煮至烂熟。然后放入洗净的金银花，煮 5 分钟后加入白糖调匀即成。

用法：每日早、晚各一次温服。

功效：清热解毒，健脾止泻。适用于夏日炎热导致的不适，以及伴睡眠质量差的患者。

鱼腥草

鱼腥草性微寒辛，
归肺经中功效真。
清热解毒排脓痈，
利尿通淋湿热遁。
黄芩知母相为伴，
桔梗芦根共辅臣。
脾胃虚寒宜慎用，
调和饮食病自愈。

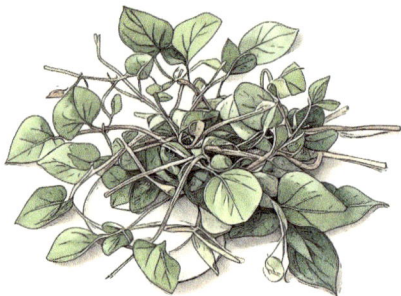

中药鱼腥草，别名侧耳根，主要产于我国南方各地，如四川、贵州等地，为三白草科植物蕺菜的新鲜全草或干燥的地上部分。其性味辛、微寒，归肺经。

鱼腥草具有清热解毒、消肿排脓、利尿通淋等多种功效，主治痰热喘咳、肺痈吐脓、热痢、水肿等症状。在配伍方面，鱼腥草可与桔梗、桃仁、芦根等药材搭配，以增强清热解毒的效果；也可与金银花、连翘等药材同用，以消肿排脓。

然而，鱼腥草性微寒，脾胃虚寒者不宜过量服用，以免引起腹泻、腹痛等不适症状。此外，鱼腥草不宜与萝卜、绿豆等食材同食，以免影响其药效。在使用鱼腥草期间，患者应注意饮食调理，避免食用寒凉、生冷的食物，以免影响药效或加重病情。

总之，鱼腥草是一种具有广泛药用价值的中药材，但在使用时需根据病情和体质情况合理配伍，并注意用药事项。

【主要产地】主要产自四川、贵州、云南等地。

【性味归经】味辛，性微寒；归肺经。

【功效主治】

1. 清热解毒　主治热毒疮疡，痈肿疔毒。

2. 消痈排脓　主治肺痈吐脓，肠痈腹痛。

3. 清热除湿　主治膀胱湿热，大肠湿热。

【用法用量】煎服，15~25克。

【使用注意】鲜品用量加倍。

【现代研究】鱼腥草在体外对金黄色葡萄球菌、卡他莫拉菌、肺炎链球菌、大肠埃希菌、痢疾志贺菌、伤寒沙门菌、流感嗜血杆菌均有较强的抑制作用。鱼腥草煎剂对京科68-1型流感病毒有抑制作用，对小鼠有止咳作用。鱼腥草能增强人体白细胞的吞噬功能，其所含槲皮苷有利尿作用。此外，鱼腥草还有抗癌、镇痛、抗惊厥、抗炎、抑制浆液分泌、促进组织再生等作用。

【日常妙用】

凉拌鱼腥草

材料：鱼腥草300克，小米辣3~5个，蒜5~6瓣，生姜1小块，生抽15毫升，醋10毫升，盐3克，白糖5克，香油8毫升，花椒油5毫升，葱花适量。

制法：首先，将鱼腥草洗净，掐去老根，把嫩茎和叶分开，嫩茎切成3~4厘米长的段，放入清水中浸泡15分钟左右，然后捞出沥干水分备用。其次，把小米辣切成小段，蒜拍成蒜泥，生姜切成末。然后，在碗中放入蒜泥、姜末、小米辣，加入生抽、醋、盐、白糖、香油、花椒油，搅拌均匀做成调味汁。最后，将沥干水的鱼腥草放入盘中，倒入调味汁，撒上葱花，搅拌均匀即可。

用法：可作为凉菜在餐前食用或佐餐食用，每次食用量根据个人喜好而定，一般为100~150克。

功效：鱼腥草具有清热解毒的功效，能有效清除体内热毒，可缓解因热毒引发的咽喉肿痛、口舌生疮等症状。其含有的挥发油等成分还具有抗菌消炎作用，对呼吸道感染、泌尿系统感染等多种炎症有一定的辅助治疗效果。同时，鱼腥草还能增强人体的消化功能，帮助改善胃肠道的消化和吸收环境，增进食欲。

马齿苋

马齿苋中藏药效，
清热解毒最奇妙。
田间野菜非凡品，
凉血消肿人称好。

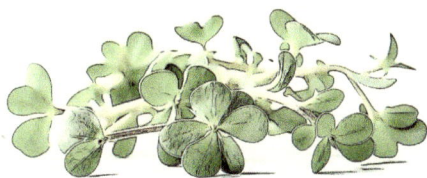

中药马齿苋，别名五行草、长命菜，产于我国各地，常见于农田、菜园、路旁等。其性味酸、寒，归肝、大肠经。

马齿苋具有清热解毒、凉血止血、止痢的功效，主治热毒血痢、痈肿疔疮、湿疹、便血等症状。在配伍方面，马齿苋可与黄芩、黄连等药材搭配，以增强清热解毒之力；与槐花、地榆等药材同用，则能增强凉血止血的效果。

然而，马齿苋性寒，脾胃虚寒者慎用，以免伤及脾胃阳气，引起腹泻等症状。此外，马齿苋不宜与鳖甲同用。在食用马齿苋期间，患者应注意饮食调理，避免食用过于寒凉、生冷的食物，以免影响药效或加重病情。

【主要产地】全国大部分地区。

【性味归经】味酸，性寒；归肝、大肠经。

【功效主治】

1. 清热解毒　主治痈肿疮疡，湿疹丹毒。

2. 凉血止痢　主治崩漏便血，热毒血痢。

【用法用量】内服，煎汤，9~15克；鲜品30~60克。外用，适量捣敷患处。

【使用注意】脾胃虚寒、肠滑腹泻、便溏者及孕妇禁用。

【现代研究】马齿苋煎剂在体外对痢疾杆菌有抑制作用，易产生显著的抗药性。对伤寒沙门菌、大肠埃希菌及金黄色葡萄球菌也有抑制作用。其提取液或鲜马齿苋汁有兴奋子宫的作用。马齿苋具有肌肉松弛作用。马齿苋对心血管有类似异丙肾上腺素的作用。

【日常妙用】

蒜泥马齿苋

材料：鲜马齿苋200克，大蒜、醋、盐、鸡精、香油各适量。

制法：将鲜马齿苋洗净，放入沸水中焯一下，捞出来沥干水分，切成段；大蒜去皮捣成泥。将马齿苋放入盘中，然后放入蒜泥、醋、盐、鸡精、香油，搅拌均匀即可。

用法：当作凉拌菜食用。

功效：清热解毒，降脂降压。适用于大肠湿热所致的腹泻、痢疾。

野菊花

野菊花开秋日黄，
清热解毒保安康。
山间野径寻常见，
药到病除美名扬。

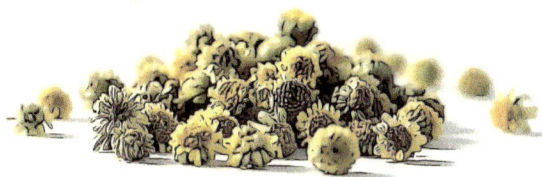

野菊花，别名路边菊、野黄菊，产于我国各地，尤以南方山区为多。其性味苦、辛，微寒，归心、肝经。

野菊花具有清热解毒、疏散风热、明目平肝的功效，主治疗疮痈肿、风热感冒、头痛眩晕、目赤肿痛等症状。在配伍方面，野菊花可与金银花、连翘等药材搭配，以增强清热解毒之力；与桑叶、薄荷等药材同用，则能增强疏散风热的效果。

然而，野菊花性微寒，脾胃虚寒者慎用，以免伤及脾胃阳气，引起腹泻等症状。

【主要产地】主要产自江苏、四川、广西、山东等地。

【性味归经】味苦、辛，性微寒；归肝、心经。

【功效主治】

1. 清热解毒　主治痈疽疔疖，咽喉肿痛。

2. 清肝泻火　主治肝火上炎，目赤肿痛。

【用法用量】内服，煎汤，10~15克。

【使用注意】脾虚便溏者慎用。

【现代研究】口服野菊花对正常血压或高血压动物均有降压作用，这是由于总外周阻力下降。野菊花能增加冠状动脉血流量，对实验性心肌梗死动物可缩小梗死范围，减轻心肌损伤，同时对血小板聚集有抑制作用。体外试验表明，野菊花煎剂对金黄色葡萄球菌、白喉杆菌有抑制作用。野菊花还有解热、增强巨噬细胞吞噬功能等作用。

【日常妙用】

野菊花炒肉片

材料：野菊花200克，嫩茎叶200克，猪肉400克，葱花、姜丝、大蒜、醋、盐、味精、酱油、料酒、花生油、香油各适量。

制法：将野菊花嫩茎叶择净后用清水洗净，入沸水焯烫 30 秒捞出过凉，挤干水分切丝备用；猪肉洗净切片，加料酒、盐、味精、酱油、葱花、姜丝拌匀腌制 10 分钟；炒锅烧热后倒入花生油，油温六成热时下肉片快速煸炒至变色，放入野菊花丝大火翻炒 1 分钟，加入蒜末、醋调味，最后淋入香油翻匀即可出锅。

用法：当作菜食用。

功效：清热解毒，润燥明目。适用于目涩肿痛，羞明者。

第三节　清热凉血药

凡具有清热凉血功效，清营分、血分热的药物，称为清热凉血药。药性多苦寒或咸寒，归心、肝经，走血分，以清热凉血为主要作用，兼有滋阴、止血、活血之功。常用于血热妄行所致的吐血、衄血、血热发斑疹，以及温热病邪入营血所引起的热甚心烦、舌绛神昏等症状。

生地黄

生地黄中藏精华，
清热凉血效堪夸。
滋阴补肾强筋骨，
药到病除乐万家。

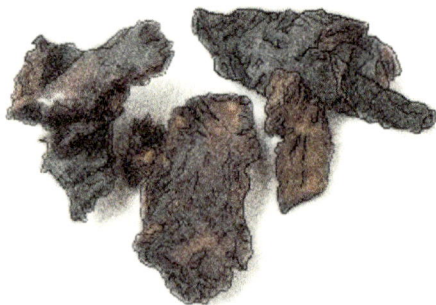

中药生地黄，别名地髓，主要产于我国辽宁、河北、山东、河南、湖北等地。其味甘，性寒，归心、肝、肾经。

生地黄具有清热凉血、养阴生津、滋阴补肾的功效，主治热病伤阴、虚劳骨蒸、消渴、月经不调等症状。在配伍方面，生地黄可与玄参、麦冬等药材搭配，以增强清热养阴之力；与地骨皮、制鳖甲等药材同用，则能加强滋阴补肾的效果。

然而，生地黄性寒，脾胃虚弱、痰湿内盛、阳虚体质的人不能服用，以免伤及脾胃阳气，引起腹泻、腹痛等症状。此外，生地黄不宜与韭菜、白萝卜、青葱等食物同服，以免刺激胃肠道、损伤胃黏膜。

【主要产地】主要产自辽宁、河北、山东、河南、湖北等地。

【性味归经】味甘，性寒；归心、肝、肾经。

【功效主治】

1. 清热凉血　用于治疗温病热入营血所致壮热神昏，常与水牛角、玄参等同用；血热妄行所致的衄血、便血，常与牡丹皮、赤芍、水牛角等同用。

2. 养阴生津　用于治疗热病伤津及阴虚内热所致发热口渴、大便秘结，常与玄参、麦冬、玉竹同用；骨蒸潮热，可与鳖甲、青蒿等同用。

【用法用量】煎服，10～15克。鲜地黄长于清热凉血，生地黄长于滋阴生津。

【使用注意】脾虚食少、腹满便溏者慎用。

【现代研究】

1. 降血糖　怀庆地黄的有效组分（R-BP-F）经腹腔注射，对四氧嘧啶所致小鼠实验性糖尿病有降低血糖的作用。

2. 止血　用生地黄煎剂、熟地黄煎剂、生地黄炭、熟地黄炭灌胃，均可缩短小鼠血液凝固时间。

3. 抗弥散性血管内凝血　地黄70%甲醇提取物可抑制腺苷二磷酸诱导的大鼠血小板聚集，并有抗凝血酶作用，对内毒素引起的大鼠弥散性血管内凝血有对抗作用。另外，本品尚有抗炎、免疫调节、抗肝损害等作用。

4. 治疗肝炎　临床报道地黄和甘草合用无论是肌内注射或口服，均可促进传染性肝炎患者肝功能的恢复，尤以谷丙转氨酶（ALT）下降显著，且无局部及全身不良反应。

5. 治疗白喉　抗白喉合剂（主含生地黄，配伍连翘、黄芩、麦冬、玄参），患者服用后多在72小时内退热，假膜4日内消失且咽痛好转。

【日常妙用】

地黄炖乌鸡

材料：生地黄150克，饴糖150克，雌乌鸡1只（重约1000克）。

制法：将雌乌鸡宰杀，去毛，去内脏，洗净。接着将生地黄洗净，切成条状，加饴糖拌匀，装入鸡腹内。最后将鸡仰置于瓷盆中，隔水用文火蒸熟即可。

用法：食鸡，喝汤。

功效：补髓填精，补脏益智。适用于用脑过度、脑髓不足而见头晕耳鸣、记忆力减退、腰膝酸痛、神疲气短等症状。

牡丹皮

牡丹皮苦辛微寒，
凉血清热效可夸。
活血化瘀疗伤痛，
疏肝解郁绽芳华。

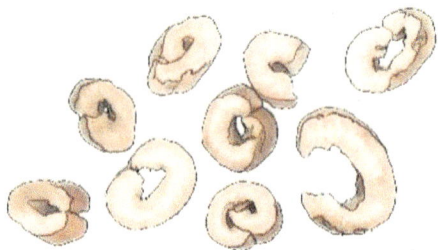

牡丹皮，别名牡丹根皮、丹皮、丹根，是一味具有多种功效的中药。它主要产于湖南、安徽、四川、甘肃等地，其中安徽铜陵凤凰山所产的凤丹皮质量最佳。牡丹皮味苦、辛，性微寒，归心、肝、肾经。

牡丹皮的主要功效包括清热凉血、活血化瘀，适用于治疗温热病邪侵入血分导致的皮肤斑点、吐血、鼻衄等症状，以及血瘀引起的闭经、痛经、跌打伤痛等。

在配伍方面，牡丹皮常与其他中药如赤芍、丹参、桂枝、桃仁等配伍使用，以增强疗效。然而，需要注意的是，血虚有寒、月经过多者及孕妇慎服，脾胃虚寒泄泻者应禁用。

【主要产地】主要产自安徽、四川、湖南、甘肃等地。

【性味归经】味苦、辛，性微寒；归心、肝、肾经。

【功效主治】

1.清热凉血　用于治疗温病热入营血所致斑疹、吐血、衄血者，常与水牛角、生地黄、赤芍等同用。

2.活血散瘀　用于治疗血瘀所致经闭、痛经、癥瘕积聚等，常与桃仁、赤芍、桂枝等同用；外伤瘀肿疼痛者，常与乳香、没药、赤芍等同用。

【用法用量】煎服，6~12克。清热凉血，生用；活血散瘀，需用酒炒制。

【使用注意】血虚有寒者及孕妇慎用；月经过多者慎用。

【现代研究】

(1)牡丹皮煎剂在体外对金黄色葡萄球菌、化脓性链球菌、肺炎链球菌、白喉棒状杆菌、痢疾志贺菌、伤寒沙门菌、副伤寒沙门菌有抑制作用。浸剂对某些皮肤真菌也有抑制作用。

(2)煎剂、牡丹酚和除去牡丹酚后的煎剂对实验动物均有降压作用。牡丹酚对小鼠有镇静、催眠、镇痛、解热、抗炎和抗惊厥的作用。此外，还能抑制大鼠胃液分泌，防止小鼠产生应激性胃溃疡；对肠管、子宫有解痉作用。

(3)牡丹皮还可抑制血小板聚集，对动物心肌缺血有保护作用。牡丹皮水提取液对血小板聚集有抑制作用，且可抑制纤维蛋白酶原活性以及抗纤维蛋白原。

【日常妙用】

牡丹皮地骨皮炖老鸽

材料：牡丹皮15克，地骨皮15克，老鸽1只，生姜3片，盐适量。

制法：将牡丹皮、地骨皮洗净备用，老鸽清洗干净后与牡丹皮、地骨皮、生姜一起放入炖盅，加入开水1000毫升，隔水炖约2.5小时。食用时加盐调味即可。

用法：食鸽，喝汤。

功效：滋补肝肾，益气理血。可作为春日女性调养的药膳汤饮。

第四节　清热燥湿药

　　凡以清热燥湿为主要作用，治疗湿热内蕴或湿邪化热的药物，称为清热燥湿药。性味苦寒，苦能燥湿，寒能清热，用于湿热内蕴或湿邪化热的症候，如心烦口苦、小便短赤、泄泻、痢疾、黄疸、关节肿痛、耳肿疼痛流脓等病症。一般不适用于津液亏耗或脾胃虚弱等证，如需使用，亦应分别配伍养阴药或益胃药。

黄 芩

黄芩苦寒用需慎，
清热燥湿效果佳。
泻火解毒疗痈肿，
安胎凉血保安宁。

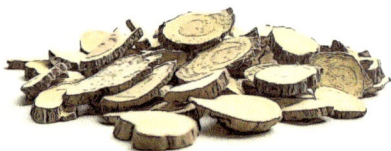

黄芩，为唇形科植物黄芩的干燥根。它主要产于山西、河北、内蒙古、山东、河南、甘肃等地。

黄芩性寒，味苦，归肺、胆、脾、大肠、小肠经。其功效广泛，包括清热燥湿、泻火解毒、凉血止血、清热安胎等，主治湿热、肺热、血热、火毒内盛、胎动不安等病症。

在配伍方面，黄芩常与黄连、白芍、天冬、桑白皮等中药配伍使用，以增强清热燥湿、泻火解毒等功效。然而，脾胃虚寒或脾虚腹泻人群应慎用黄芩，以免加重病情。

【主要产地】主要产自山西、河北、内蒙古、山东、河南、甘肃等地。

【性味归经】味苦，性寒；归肺、脾、胆、大肠、小肠经。

【功效主治】

1. 清热燥湿　用于治疗湿温郁阻证，常与滑石、白豆蔻、通草等同用；湿热中阻所致痞满呕吐，常与黄连、半夏等同用；胃肠湿热下痢，常与黄连、葛根等同用。

2. 泻火解毒　用于治疗肺热所致咯吐黄痰，单用即可见效；火毒炽盛所致的疮痈肿毒、咽喉肿痛，常与连翘、牛蒡子、板蓝根等同用。

3. 清热凉血　用于治疗热毒炽盛，迫血妄行，可单用，亦可与牡丹皮、赤芍等同用；阴虚血热，常与地骨皮、丹参、白芍等同用。

4. 清热安胎　用于治疗怀胎蕴热所致的胎动不安，常与白术、白芍等同用。

【用法用量】煎服，3~10克。清热多生用，安胎多炒用，止血炒炭用。

【使用注意】本品寒凉伤胃，苦燥伤津，故脾胃虚寒及阴虚津伤者慎用。

【现代研究】黄芩苷对动物有抗炎、抗变态反应作用，能阻止肥大细胞释放组胺，并有提高免疫力的作用，同时还能降低小鼠毛细血管通透性。

【日常妙用】

黄芩阿胶鸡子黄汤

材料：鸡子黄(家鸡新鲜蛋黄)80 克，黄连 12 克，黄芩 3 克，阿胶 9 克，白芍 3 克。

制法：先煮黄连、黄芩、白芍，加水 8 杯，浓煎至 3 杯，去渣后，加阿胶烊化，再加入鸡子黄，搅拌均匀即可。

用法：当作菜食用，喝汤。

功效：清热降火，育阴安神。适用于治疗失眠、经前烦躁、围绝经期失眠等症状。

黄　连

黄连味苦性为寒，
清热燥湿功效高。
泻火解毒疗痢疾，
清心安神除烦扰。

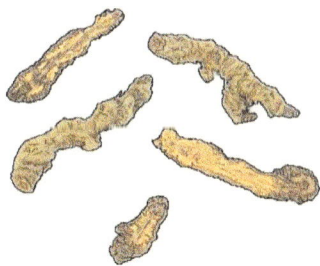

中药黄连，别名味连、雅连、云连，为毛茛科植物黄连、三角叶黄连或云连的干燥根茎。它主要产于湖北、四川、贵州、湖南、陕西南部等地。

黄连性寒，味苦，归心、脾、胃、肝、胆、大肠经。其功效广泛，主要包括清热燥湿、泻火解毒等，主治中焦湿热导致的高热神昏、心烦不寐、呕吐吞酸、牙痛、痈肿疔疮、目赤肿痛、口舌生疮等病症。

在配伍方面，黄连常与黄芩、黄柏等清热燥湿药配伍，以增强清热燥湿之力；与半夏、瓜蒌等化痰药配伍，可治疗湿热痰阻之证；与朱砂等安神药配伍，可治疗心火亢盛引起的心神不宁等。然而，脾胃虚寒者慎用黄连，以免苦寒伤胃，加重病情。同时，黄连苦燥易伤津液，故对于津液亏虚者，应慎用。

【主要产地】黄连、三角叶黄连分别主要产自湖北、四川，前者习称味连，后者习称雅连；云连主要产于云南。

【性味归经】味苦，性寒；归心、脾、胃、肝、胆、大肠经。

【功效主治】

1.清热燥湿　用于治疗湿热阻滞中焦，常与木香、黄芩、半夏等同用；湿热泻痢，常与木香、白芍、白头翁等同用。

2.清热解毒　用于治疗三焦热盛所致高热烦躁，常与黄芩、黄柏、栀子等同用；痈疽疔毒症见红肿热痛者，常与黄柏、连翘、金银花等同用。

3.清热泻火　用于治疗火热扰心，常配黄芩、栀子等同用；胃火上炎，常配升麻、牡丹皮等同用。

【用法用量】煎服，2~5克；研末吞服，1~1.5克；外用适量。清心火宜生用；清肝火宜用吴茱萸水炒制；胃热呕恶宜用姜汁炮制。

【使用注意】本品寒凉伤胃，苦燥伤津，故脾胃虚寒及阴虚津伤者慎用。

【现代研究】黄连的药理作用有解热、镇痛、抗炎、抗氧化、抗菌、抗病毒、抗真菌、抗原虫、中枢抑制、抗心律失常、抗心肌缺血、降血压、降血糖、抗溃疡、抗肿瘤、升白细胞、利胆等。

【日常妙用】

山药黄连汤

材料：山药30克，黄连10克。

制法：将山药、黄连放入锅中，加水适量，煎服。

用法：喝汤，每日1次。

功效：清胃热，养胃阴，止消渴。适用于糖尿病肺胃燥热、阴液不足者。

黄　柏

黄柏苦寒色金黄，
清热燥湿效无双。
泻火解毒疗疮疡，
滋阴降火保安康。

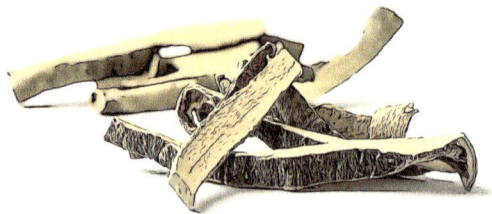

黄柏，别名黄檗，为芸香科植物黄皮树的干燥树皮。其主要产地包括四

川、贵州、湖北、云南等地(川黄柏)，以及辽宁、吉林、黑龙江等地(关黄柏)。

黄柏性寒，味苦，归肾、膀胱经。其主要功效包括清热燥湿、泻火除蒸、解毒疗疮，主治湿热带下、热淋涩痛、湿热泻痢、黄疸、疮疡肿毒、湿疹瘙痒等。

在配伍方面，黄柏常与山药、芡实、车前子等药配伍，治疗湿热下注之证；与白头翁、黄连、秦皮等药配伍，可治湿热泻痢；与栀子配伍，可用于湿热黄疸的治疗。此外，黄柏还能与知母、熟地黄等药配伍，治疗阴虚火旺之证。

然而，脾胃虚寒者慎用黄柏，以免其苦寒之性伤及脾胃，加重病情。在使用黄柏时，务必遵循医生的建议，确保用药安全有效。

【主要产地】川黄柏主要产自四川、重庆、云南、贵州、湖北等地；关黄柏主要产自吉林、辽宁、黑龙江、内蒙古等地。

【性味归经】味苦，性寒；归肾、膀胱经。

【功效主治】

1.清热燥湿 用于治疗膀胱湿热所致的小便涩痛，常与车前草、萆薢、黄连等同用；带下黄稠臭秽，常与苍术、薏苡仁、车前子等同用；大肠湿热所致的泻痢脓血，常与白头翁、黄连等同用；湿热黄疸，常与栀子、茵陈等同用。

2.清热解毒 用于治疗热毒壅盛口痈疔疮疡，常与黄芩、黄连、栀子等同用；用于外伤、烧伤、烫伤，常与大黄、芒硝、寒水石等同用。

3.滋阴泻火 用于治疗阴虚火旺，常与知母、山茱萸等同用。

【用法用量】煎服，3~12克；外用适量。清热燥湿生用；泻相火、退骨蒸，用盐水炒制；清热止血炒炭用。

【使用注意】本品苦寒伤胃，脾胃虚寒者慎用。

【现代研究】

(1)降血压：黄柏提取物对麻醉动物静脉或腹腔注射后，可产生显著而持久的降压作用。

(2)中枢抑制：黄柏碱对中枢神经系统有抑制作用。

(3)降血糖：黄柏内酯可降低兔血糖水平。

(4)抗菌：黄柏制剂对多种病原微生物，如致病性皮肤真菌、钩端螺旋体和阴道滴虫，均有抑制作用。

【日常妙用】

黄柏绿豆汤

材料：黄柏3~5克，绿豆100~200克，白糖少许。

制法：黄柏煎水去渣后加入绿豆煮汤至烂熟，最后放入白糖。

用法：每日两次，凉服。

功效：清利湿热，泻火解毒。适用于暑热烦渴、水肿等。

苦　参

苦参味苦性寒凉，
清热燥湿效非常。
杀虫止痒疗疮毒，
利尿消肿保安康。

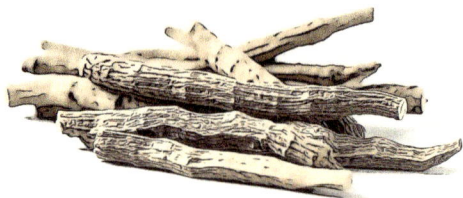

苦参，别名地槐、苦骨，为豆科植物苦参的干燥根。它在国内大部分地区均有分布。苦参性寒，味苦，归心、肝、胃、大肠、膀胱经。其具有清热燥湿、杀虫止痒、利尿等功效，主治湿热蕴结肠胃、下痢腹痛、湿疹疥癣、小便不利等。

在配伍方面，苦参常与茵陈、龙胆等药物配伍，用于治疗湿热黄疸；与黄柏、蛇床子等药配伍，可用于治疗皮肤瘙痒、湿疹等症状。此外，苦参还可以单独煎水外用，用于治疗滴虫性阴道炎等妇科疾病。

然而，脾胃虚寒者慎服苦参，以免其苦寒之性伤及脾胃，加重病情。同时，苦参不能与藜芦同时使用，以免产生不良反应。在使用苦参时，务必遵循医生的建议，确保用药安全有效。

【主要产地】全国大部分地区。

【性味归经】味苦，性寒；归心、肝、胃、大肠、膀胱经。

【功效主治】

1.清热燥湿　主治湿热泻痢、黄疸、带下。

2.杀虫止痒　主治湿疹湿疮、皮肤瘙痒。

3.清热利湿　主治膀胱湿热、小便不利。

【用法用量】煎服，3~10 克。外用适量，煎汤后洗患处。

【使用注意】反藜芦。脾胃虚寒及阴虚津伤者慎用。

【现代研究】苦参及其生物碱在实验室及临床上均有一定的抗心律失常作用，其作用机制与奎尼丁类似。氧化苦参碱有升高白细胞的作用，且与槐果碱都有平喘、抗心律失常作用及抗癌活性。此外，金雀花碱与司巴丁的药理作用与烟碱相似，能反射性地兴奋呼吸中枢。

【日常妙用】

苦参洗剂

材料：苦参 30 克，黄柏 15 克，蛇床子 15 克，地肤子 15 克，白鲜皮 15 克，防风 10 克，花椒 5 克。

制法：将上述药材分别洗净，去除杂质，并一起放入锅中，加入适量清水（一般 2000~3000 毫升），浸泡 30 分钟左右。先用大火将水煮沸，再转用小火煎煮 20~30 分钟，过滤去渣，取汁备用。

用法：待药液温度变得适宜（一般 35~40 ℃，以不烫手为宜）时，用其坐浴或外洗患处，每次 15~20 分钟，每日 1~2 次。

功效：诸药合用，具有清热燥湿、杀虫止痒、祛风解毒的功效。适用于外阴炎、阴道炎（表现为外阴瘙痒、白带增多、有异味等），以及肛周湿疹等皮肤疾病伴湿热下注证者。

第五节 清热解暑药

凡以清热解暑为主要作用，清解暑热或暑湿证的药物，称为清热解暑药。本类药物主要适用于感受暑邪所致的发热烦渴、头痛眩晕、吐泻腹痛等病症。

荷 叶

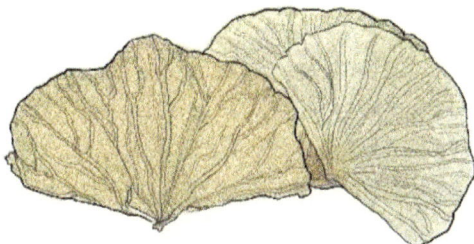

荷叶翩翩碧水间，
清热解暑效如仙。
升阳止血疗崩漏，
减肥降脂美容颜。

　　荷叶为睡莲科植物莲的干燥叶。它广泛分布于中国南北各地，如湖南、湖北、江苏、浙江、江西、山东等地，尤其在湿润的土壤环境中生长良好。

　　荷叶性平，味苦，归肝、脾、胃经。它具有清暑化湿、升发清阳、凉血止血等多种功效，主治暑热烦渴、暑湿泄泻、脾虚泄泻、血热吐衄、便血崩漏等症状。

　　在配伍方面，荷叶常与山楂、冬瓜皮、决明子等药材配伍，用于减肥消脂、利水消肿、降脂明目等。例如，荷叶与山楂配伍，可加强减肥消脂的效果；荷叶与冬瓜皮配伍，则能利水消肿，帮助排出体内多余的水分。

　　然而，荷叶的禁忌人群包括月经期女性、脾胃虚寒者，以及身体虚弱者。荷叶的寒凉性质可能导致月经不调、加重痛经，以及伤及脾胃从而影响消化功能。因此，务必根据个人体质和医生的建议来确定是否适合使用。

　　【主要产地】主要产自湖南、湖北、江苏、浙江、江西等地。

　　【性味归经】味苦，性平；归肝、脾、胃经。

　　【功效主治】

　　1. 清热解暑　用于治疗暑热证，常与扁豆花、西瓜皮、绿豆皮等同用；暑湿证，常与藿香、佩兰等同用。

　　2. 健脾升阳　用于治疗脾胃虚弱证，常与白术、山药、黄芪、人参等同用。

　　3. 凉血止血　用于治疗血热所致的各种出血，常与大蓟、小蓟、侧柏叶、生地黄等同用。

　　【用法用量】煎服，9～15克。解暑用鲜荷叶，健脾用干荷叶，止血用荷叶炭。

　　【使用注意】脾胃虚寒者慎用。

　　【现代研究】荷叶可抗菌、止血。荷叶碱可抑制血管平滑肌的收缩，发挥解痉及降压作用。

　　【日常妙用】

　　荷叶粥

　　材料：新鲜荷叶1张，粳米100克，冰糖适量。

　　制法：将鲜荷叶洗净，煎汤，再用荷叶汤同粳米、冰糖一起煮成粥。

　　用法：每日早、晚分两次温服，亦可作为夏季清凉解暑的饮料。

　　功效：清暑利湿，升发清阳，止血，降血压，降血脂。适用于高血压、高脂血症、肥胖症，以及夏天感受暑热所致头昏脑胀、胸闷烦渴、小便短赤等。

青　蒿

青蒿苦辛性寒凉，
归经肝胆效力强。
清热解暑除蒸热，
凉血消斑截疟良。
疏风透表安诸症，
辛散苦泄妙用彰。
中药瑰宝传万代，
辨证施用保安康。

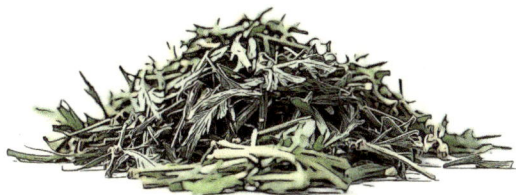

青蒿，中药材名，别名包括蒿子、臭蒿、香蒿、草青蒿等，是菊科植物黄花蒿的地上部分。

青蒿性寒，味苦、辛，归肝、胆经。其功效主要包括清热解毒、凉血消斑、杀虫止痒等，主治风热感冒、热毒血痢、风湿痹痛等。此外，青蒿还具有增强免疫力、保肝利胆等功效。

在配伍方面，青蒿常与鳖甲、知母、生地黄等药物配伍，用于治疗阴虚发热、骨蒸劳热等。然而，青蒿不适合脾胃虚寒者、虚寒性体质者以及对青蒿过敏者，盲目服用可能会出现腹泻、腹痛、恶心、呕吐等不良反应。

【主要产地】主要产自湖北、四川、重庆、安徽等地。

【性味归经】味苦、辛，性寒；归肝、胆经。

【功效主治】

1. 清热解暑　用于治疗外感暑热证，常与滑石、连翘、西瓜皮等同用。

2. 退热除蒸　用于治疗温病后期邪伏阴分出现的夜热早凉，常与鳖甲、知母、牡丹皮同用；阴虚内热，常与银柴胡、地骨皮等同用。

3. 清胆截疟　用于治疗邪郁少阳所致寒热往来，常与黄芩等同用；用于治疗间日疟、恶性疟时，可单用本品。

【用法用量】煎服，6~12克。外用适量。

【使用注意】不宜久煎。脾胃虚弱者慎用。鲜用绞汁服。

【现代研究】青蒿素具有良好的抗疟作用，同时还具有免疫调节功能。研究表明，青蒿素及其衍生物能够促进单核巨噬细胞的吞噬功能，且有促进淋巴细胞转化等作用。其机制可能与抑制性 T 细胞增殖有关，从而起到抑制免疫功能的作用。此外，青蒿素及其衍生物青蒿琥酯对体外肿瘤细胞有显著的抑瘤作用。

【日常妙用】

杞子青蒿蒸甲鱼

材料：甲鱼1只（500克左右），枸杞子30克，地骨皮30克，青蒿9克，葱、姜、酒、冰糖各适量。

制法：甲鱼去内脏、洗净后，将枸杞子、葱、姜、酒、冰糖放入甲鱼腹中。然后用青蒿、地骨皮煎汤。最后取汤汁煮甲鱼，1小时即可。

用法：吃肉，喝汤。

功效：滋阴清热。适用于阴虚及精血不足所致的各种病症。

绿　豆

绿豆性寒味甘甜，
清热解暑夏日炎。
利尿消肿疗毒症，
解毒排脓保安康。

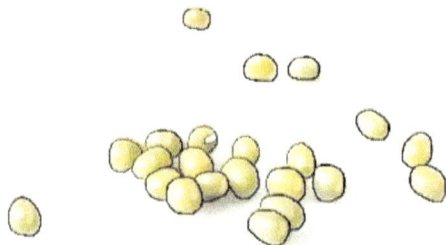

绿豆的别名有青小豆、菉豆、植豆，是豆科植物绿豆的种子。它在世界各热带、亚热带地区广泛栽培，中国南北各省区均有栽培。

绿豆性寒，味甘，归心、胃经。其功效主要有清热解毒、消暑、利水等，主治暑热烦渴、疮痈肿毒、水肿尿少等。此外，绿豆还具有降血脂、降胆固醇、抗过敏、抗菌、抗肿瘤等多种药理作用。

在配伍方面，绿豆可与多种药材搭配使用，如与陈皮、茯苓配伍，可治疗脾胃湿热；与莲子、百合配伍，可清心安神；与玫瑰花、菊花配伍，可疏肝解郁。然而，绿豆性寒，阳气不足、脾胃虚寒者不宜多食，以免损伤阳气、加重脾胃虚寒。糖尿病患者也应慎食，因为绿豆中含有一定量的糖分，食用后可能升高血糖水平。

【主要产地】主要产自黄河、淮河流域的河南、河北、山东、安徽等地。

【性味归经】味甘，性寒；归心、胃经。

【功效主治】

1. 清暑利尿　主治暑热烦渴，小便短赤。

2. 清热解毒　主治痈肿疮毒，药食中毒。

【用法用量】内服：煎汤，15~30克，大剂量可用至120克；或研末；或生研绞汁。外用：适量，研末调敷。

【使用注意】生研汁可解附子、巴豆、砒霜毒。

【现代研究】绿豆粉有显著降脂作用，绿豆中含有一种球蛋白和多糖，能促进动物体内胆固醇在肝脏分解成胆酸，加速胆汁中胆盐的分泌和降低小肠对胆固醇的吸收。

【日常妙用】

1. 薄荷绿豆汤

材料：绿豆300克，白糖100克，干薄荷少许，水适量，碎冰块适量。

制法：将绿豆洗干净放入锅中，加水1500毫升，用旺火煮沸后，改用文火焖至酥软，加白糖搅匀，晾凉备用。再将干薄荷冲洗干净，放入小锅内，加水约一碗，浸泡半小时，然后用大火煮开，离火晾凉，滤出薄荷水。将薄荷水倒入晾凉的甜绿豆汤中搅匀，放入冰箱冷藏。饮用时，可适量加入冰块。

用法：当作汤服用，亦可作为夏季清凉解暑的饮料。

功效：清凉去火，疏风解热，益气生津，解暑醒神。适用于痤疮患者，亦为夏日清凉解暑的佳品。

2. 绿豆饼

材料：绿豆250克，面粉150克，白糖50克，玉米油30毫升，鸡蛋1个，酵母3克，水适量。

制法：绿豆洗净后将其浸泡在水中3~4小时，直至绿豆泡发。将泡发好的绿豆放入锅中，并加入适量水，煮至软烂后用勺子将其压成绿豆泥。在绿豆泥中加白糖，搅拌均匀后备用。接着将面粉倒入盆中，加入酵母、鸡蛋、玉米油，再慢慢倒入适量水，边倒边搅拌，然后揉成光滑的面团，将面团放置在温暖处发酵至 2 倍大。发酵好的面团揉匀后，分成若干小面团，擀成薄片，包入绿豆馅，收口后擀成圆饼状。最后将绿豆饼放入平底锅中，用小火烙至两面金黄即可。

用法：可作为点心在两餐之间食用，每次食用 1~2 个。

功效：绿豆具有清热解毒的功效，能够消暑除烦，对于夏季中暑、发热烦渴等有很好的缓解作用。其富含蛋白质、维生素和矿物质等营养成分，可补充人体日常所需的营养，增强身体的抵抗力。同时，绿豆中的膳食纤维有助于促进肠道蠕动，改善消化功能，预防便秘等肠道问题。

第六节　清热明目药

凡以清热明目为主要作用，治疗目赤肿痛及目暗不明的药物，称为清热明目药。多具辛味和寒性，多归肝、胆经。一般都有不同程度的清肝热、明目退翳之功效，常用于肝热或内热所致的目赤肿痛、多泪、多眵、目生翳膜等，亦可用于肠燥便秘、血枯便秘、痄腮、乳痈、痰核。

决明子

决明子实性微寒，
明目清肝能解表。
降压降脂疗便秘，
润肠通便保安康。

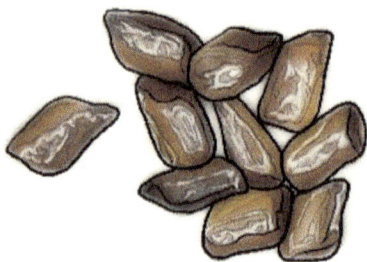

决明子，中药材名，别名有马蹄决明、钝叶决明等，是豆科植物钝叶决明或决明(小决明)的干燥成熟种子。它主要产于中国安徽、广西、四川、浙江、广东等地，其中以安徽、广西的品质为佳。

决明子性微寒，味甘、苦、咸，归肝、大肠经。其功效主要包括清热明目、润肠通便、泻肝火、疏风解表等，主治目赤肿痛、羞明多泪、头痛眩晕、大便秘结等症状。此外，决明子还有降压、降脂的作用，对高血压、高脂血症等心脑血管疾病有一定的辅助治疗作用。

在配伍方面，决明子常与菊花、枸杞子、山楂等药材搭配使用，以增强清热明目、润肠通便的功效。然而，决明子性微寒，容易引起泄泻，因此体寒之人、孕妇、身体虚弱者以及对决明子过敏的人群不宜服用。此外，应根据个人体质和医生建议来确定是否适合使用。

【主要产地】全国大部分地区均产，主要产自安徽、广西、四川等地。

【性味归经】味甘、苦、咸，性微寒；归肝、大肠经。

【功效主治】

1. 清热明目　用于治疗肝火上炎所致目赤肿痛，常与夏枯草、钩藤、菊花等同用；风热上冲所致目赤肿痛、羞明多泪，常与青葙子、茺蔚子、菊花等同用；热毒上攻所致目赤涩痛，可与黄芩、赤芍、木贼等同用。

2. 润肠通便　用于治疗内热肠燥所致大便秘结，常与火麻仁、瓜蒌子等同用。

【用法用量】煎服，10~15克。

【使用注意】脾虚便溏者慎用。用于通便，不宜久煎。

【现代研究】决明子水浸剂和乙醇浸剂对麻醉状态下的狗、猫、兔、大鼠均有降压作用，大剂量可致泻。醇提取物在体外对葡萄球菌、白喉杆菌及伤寒杆菌等有抑制作用。水浸剂对某些皮肤真菌如红色毛癣菌、须毛癣菌等亦有一定的抑制作用。本品还具有降血脂的作用。

【日常妙用】

决明子枕头

材料：决明子2~3千克，纯棉枕套1个，枕芯1个（可选择荞麦皮枕芯或其他透气材质的枕芯）。

制法：先将决明子挑选干净，去除其中的杂质、破损颗粒等。然后把决明子放在阳光下晾晒2~3天，以充分杀菌并去除潮气。将晾晒好的决明子装入准备好的枕芯中，填充至合适的饱满度，最后套上纯棉枕套即可。

用法：将制作好的决明子枕头放置在床上，睡觉时头部枕于其上，可根据个人睡眠习惯调整枕头的高度和位置，一般建议每晚使用6~8个小时。

功效：决明子性微寒，具有清肝明目之效，可缓解肝阳上亢引起的目赤肿痛、视物模糊等眼部不适，长期使用有助于保护视力。其还能起到一定的降压作用，对于轻度高血压患者，在辅助改善血压方面有一定益处。此外，决明子枕头的清凉特性有助于改善睡眠环境，使人在睡眠过程中头部保持清爽，对于内热、心烦导致睡眠不佳的人群有促进睡眠、提高睡眠质量的作用。

夏枯草

夏枯草寒味苦辛，
清肝明目泻肝火。
散结消肿除瘿瘤，
凉血止血保安康。

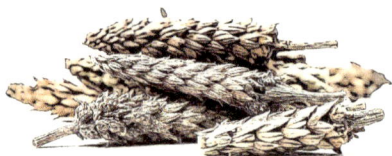

夏枯草的别名有夕句、乃东、铁色草、灯笼头等，是唇形科植物夏枯草干燥的果穗。它主要产于江苏、浙江、安徽、河南、湖北等地，夏季果穗呈棕红色时采收，晒干入药。

夏枯草性寒，味辛、苦，归肝、胆经。其功效主要包括清热泻火、明目、散结消肿等，主治目赤肿痛、头痛眩晕、瘰疬、瘿瘤、乳痈、乳癖等。此外，夏枯草还有降血压、抗肿瘤、抗炎等作用，对高血压、肿瘤等有一定的辅助治疗作用。

在配伍方面，夏枯草常与桑叶、菊花、决明子等药材搭配使用，以增强清热明目、散结消肿的功效。然而，夏枯草性寒，脾胃虚弱、气虚、对其过敏者以及妊娠期、哺乳期女性不宜服用，以免加重病情或产生不良反应。此外，应根据个人体质和医生建议来确定是否适合使用。

【主要产地】主要产自江苏、安徽、浙江、河南。

【性味归经】味苦、辛，性寒；归肝、胆经。

【功效主治】

1. 清肝明目　用于治疗肝火上炎所致目赤肿痛、目珠疼痛、羞明流泪、头痛、眩晕等症状。本品能清泄肝火，可单用，亦可配伍石决明、菊花等。

2. 散结消肿　主治瘰疬、瘿瘤、乳痈、痄腮，并可用于痰火郁结所致的各种眼病（如胞生痰核、目珠夜痛等）。常与玄参、昆布、牡蛎等配伍，以增强软坚散结的作用。

【用法用量】煎服，6~15 克。

【使用注意】脾胃虚弱者慎用。

【现代研究】夏枯草煎剂对麻醉状态下的狗及实验性高血压模型狗有降压、利尿的作用。小剂量夏枯草兴奋心脏，大剂量则抑制心脏。夏枯草在体外对金黄色葡萄球菌、链球菌、痢疾杆菌、大肠杆菌、伤寒杆菌、变形杆菌、铜绿假单胞菌有抑制作用。夏枯草水浸剂对常见的致病性皮肤真菌有抑制作用。

【日常妙用】

夏枯草茶

材料：夏枯草 15 克，白菊花 15 克，冰糖适量。

制法：将夏枯草、白菊花清洗干净，放入容器中，加入冰糖，倒入开水，浸泡 15 分钟。

用法：代茶饮。

功效：清热泻火，明目，降血压，降血脂，扩张冠状动脉。适用于心血管疾病。

第七节　清虚热药

凡以清虚热为主要作用，治疗虚热病证的药物，称为清虚热药。具有清虚热、除疳热兼凉血的功效。主治热病后期之阴伤发热、久病伤阴之骨蒸潮热，以及小儿疳热、五心烦热、盗汗。使用这类药物时，应适当配伍凉血养阴之品以治其本。

地骨皮

地骨皮性寒味甘，
清热凉血治咯血。
滋阴润肺疗咳嗽，
凉血除蒸保安康。

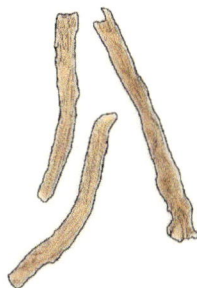

地骨皮的别名有枸杞根、红耳坠根、枸杞皮，是茄科植物枸杞的干燥根的皮。

地骨皮性寒，味甘，归肺、肝、肾经。其主要功效包括清热凉血、润肺降火、凉血除蒸等，主治阴虚潮热、骨蒸盗汗、肺热咳嗽、咯血、内热消渴等。此外，地骨皮还具有降血糖、降血压、降脂、抑菌、抗病毒等药理作用，对糖尿病、高血压、高脂血症、感染性疾病等有一定的辅助治疗效果。

在配伍方面，地骨皮可与多种药材搭配使用，如与白茅根、桑白皮配伍，可增强清热凉血、润肺降火的功效。然而，地骨皮性寒，脾胃虚寒、阳虚体寒、对地骨皮过敏者以及孕妇不宜服用，以免加重病情或产生不良反应。

【主要产地】全国大部分地区均产，主要产自江苏、浙江、宁夏、山西、河南等地。

【性味归经】味甘，性寒；归肺、肝、肾经。

【功效主治】

1. 清虚热　用于治疗阴虚内热证，常与鳖甲、知母、银柴胡等同用。

2. 清肺热　用于治疗肺热咳喘，常与桑白皮同用。

【用法用量】煎服，6~15 克。外用适量。

【使用注意】外感风寒发热及脾胃虚寒者慎用。

【现代研究】地骨皮浸剂、酊剂及煎剂对麻醉犬、猫、兔均有明显的降压作用。甜菜碱能轻度降压，改善脂肪肝。桂皮酸有抗菌及提高白细胞水平的作用。

【日常妙用】

地骨玉竹荞麦粥

材料：地骨皮 15 克，玉竹 15 克，荞麦 50 克，小米 50 克。

制法：将地骨皮、玉竹水煎取汁，荞麦、小米洗净后放入锅内，然后加入适量药汁及清水，大火煮沸后，用小火煲成粥。

用法：每日分两次服用。

功效：益气养阴，生津止渴。适用于原发性高血压，以口渴为主要症状者。

（厉逸群　陈浦伟）

第三章　祛风湿药

　　凡以祛除风寒湿邪、治疗风湿痹证为主要作用的一类中药，称为祛风湿药。此类药物辛散祛风，苦燥除湿，性温散寒，能祛除关节、经络等处的风寒湿邪，达到舒筋、通络、通痹止痛的目的。有的祛风湿药还有清热祛风、通络止痛、补肝肾、强筋骨的作用。部分祛风湿药兼有发汗解表、利水消肿、和中化浊，活血解毒，息风定搐等作用。祛风湿药大多辛散温燥，对阴虚血亏患者应慎用。

木　瓜

木瓜味酸，
湿肿脚气，
霍乱转筋，
足膝无力。

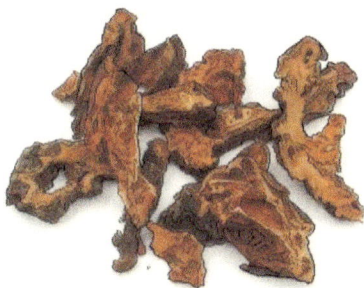

　　木瓜性温，味酸，归肝、脾经。具有平肝舒筋、和胃化湿的功效，属于祛风湿药中的祛风寒湿药。用量5~10克，煎汤内服，用于治疗湿痹拘挛、腰膝酸重疼痛、吐泻转筋、脚气水肿。一般人群均可使用，尤其适宜慢性萎缩性胃炎患者、缺奶的产妇、风湿筋骨痛患者、跌打扭伤患者、消化不良患者、肥胖患者。

【主要产地】主要产自四川、湖北、安徽、浙江等地。

【性味归经】味酸，性温；归肝、脾经。

【功效主治】平肝舒筋，和胃化湿。用于治疗湿痹拘挛、腰膝酸重疼痛、吐泻转筋、脚气水肿。

【用法用量】内服：煎汤，5~10克；或入丸、散。外用：煎水熏洗。

【使用注意】阴虚腰膝酸痛及伤食积滞者均不宜服用。

【现代研究】

1. 镇痛、抗炎　木瓜提取物可显著抑制小鼠毛细血管通透性的增加，提高小鼠疼痛阈值，具有较强的抗炎效果。

2. 增强免疫作用　木瓜可使免疫低下小鼠模型的腹腔巨噬细胞吞噬百分率、吞噬指数显著升高，对免疫抑制小鼠有免疫兴奋作用。

3. 保肝作用　木瓜能降低急性肝损伤小鼠血清 ALT 活性，减轻肝组织的病理损伤。

【日常妙用】

木瓜花生大枣汤

材料：大枣 5 颗，花生 150 克，木瓜 500 克，片糖适量。

制法：先把备好的木瓜去皮，刮掉内核，洗净后切块。然后将木瓜、大枣、花生、片糖放入锅内，加适量水，用大火煮沸后用小火煲 2 小时。

用法：每日分两次服用。

功效：活血通乳，健脾开胃。适用于产后奶水不足的女性。

桑　枝

桑枝味苦性平和，
归入肝经功效多。
祛风除湿利关节，
痹痛麻木可减除。

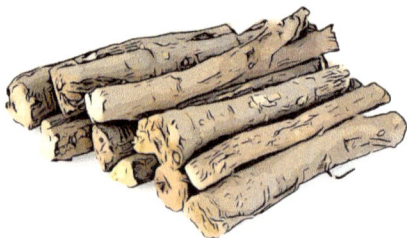

桑枝的别名有桑条、嫩桑枝，性平，味微苦，归肝经。桑枝具有祛风湿、通经络、行水气的功效，主要用于治疗风湿痹痛、中风半身不遂、水肿脚气和肌体风痒等，还能提高免疫功能，具有抗炎作用。

【主要产地】全国大部分地区均产，主要产自江苏、浙江、安徽、湖南、河北、四川等地。

【性味归经】味微苦，性平；归肝经。

【功效主治】祛风湿，利关节，行水气。治风寒湿痹，四肢拘挛，水肿脚气，肌体风痒。

【用法用量】内服：煎汤，9~15克；或熬膏。外用：煎水熏洗。

【使用注意】孕妇忌服桑枝；寒饮束肺者不宜服。

【现代研究】

1. 降血糖作用　动物实验研究发现，桑枝中的黄酮、生物碱、多糖有良好的降血糖作用。

2. 抗肿瘤作用　桑枝水提取液对人肺癌细胞具有较强的细胞毒作用，能抑制肿瘤细胞增殖。

3. 抗氧化作用　桑枝中的多糖具有良好的抗氧化和消除自由基的作用。

4. 抗炎　桑枝具有显著的抗炎活性，还能有效地缓解疼痛。

【日常妙用】

桑枝鸡

材料：老桑枝60克，绿豆30克，鸡肉250克，盐、姜各适量。

制法：将鸡肉洗净放入容器内，再加适量水，放入洗净切段的老桑枝及绿豆，清炖至肉烂，然后以盐、姜调味即可。

用法：吃鸡肉，喝汤。

功效：清热通痹，益气补血。适用于神经根型颈椎病患者。

（王文波　向艳茹）

第四章 祛湿药

祛湿药主要包括化湿燥湿药、利水渗湿药和清热利湿药三类。

第一节 化湿燥湿药

凡气味芳香、性偏温燥、以化湿运脾为主要作用，常用于治疗湿阻中焦证的药物，称为化湿燥湿药。脾喜燥而恶湿，正如《黄帝内经》所言："土爱暖而喜芳香。"本类药物辛香温燥，主入脾、胃经。芳香之品能醒脾化湿，温燥之药可燥湿健脾。同时，辛能行气，香能通气，能行中焦之气机，以解除湿浊引起的脾胃气滞之病机。此外，部分药还兼有解暑、辟秽等作用。化湿药主要适用于湿浊内阻、脾为湿困、运化失常所致的脘腹痞满、呕吐泛酸、大便溏薄、食少体倦、口干多涎、舌苔白腻等症状。此外，部分药物亦可用于湿温、暑湿证。使用化湿药时，应根据湿困的不同情况及兼证进行适当配伍应用。如湿阻气滞、脘腹胀满痞闷者，常与行气药物配伍；如湿阻而偏于寒湿、脘腹冷痛者，可配伍温中祛寒药；如脾虚湿阻、脘痞纳呆、神疲乏力者，常配伍补气健脾药同用；如用于湿温、湿热、暑湿者，常与清热燥湿、解暑、利湿之品同用。化湿药物气味芳香，多含挥发油，一般以散剂服用疗效较好，如入汤剂宜后下，且不应久煎，以免其挥发性有效成分逸失而降低疗效。此外，本类药物多属辛温香燥之品，易于耗气伤阴，故阴虚血燥及气虚者宜慎用。现代药理研究表明，本类药大多能刺激嗅觉、味觉及胃黏膜，从而促进胃液分泌，兴奋肠管蠕动，使胃肠推进运动加快，以增强食欲，促进消化，排出肠道积气。

藿 香

藿香芳香辛微温，
化湿止呕解表方。
霍乱吐泻暑湿用，
药入丸散煎服短。

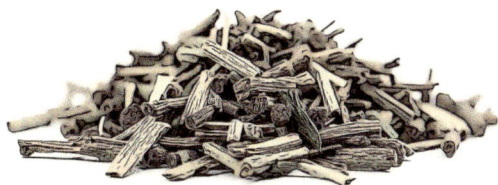

藿香芳香辛微温，药性温和而持久，能深入脾胃，化湿醒脾，对于湿气过重导致的脾胃不和、食欲缺乏、脘腹胀满等症状有着显著的缓解作用。其止呕之力亦不容小觑，对于恶心、呕吐，尤其是暑湿、寒湿等外邪侵袭或饮食不节引起的呕吐，藿香常作为首选药物，能有效平息胃气上逆，恢复脾胃的正常功能。

在解表方面，藿香亦有其独到之处。其辛温之性能够发散风寒，对于外感风寒引起的恶寒发热、头痛身痛、鼻塞流涕等症状，藿香能够助人体发汗解表，驱邪外出，恢复身体的正常的状态。

藿香还是治疗霍乱吐泻的良药。中医学所称的霍乱是指上吐下泻的一类疾病，与西医学所称的霍乱不同，西医学中所说的霍乱是霍乱弧菌引起的一种烈性传染病。中医学中的霍乱症状包括剧烈呕吐、腹泻、脱水等，严重时可危及生命。藿香以其化湿止泻、和胃止呕的功效，在治疗霍乱吐泻中发挥着重要作用，能有效减轻患者的症状，改善预后。

此外，藿香还可用于治疗暑湿感冒、湿温初起、脾胃湿阻等多种病症。其药用形式多样，既可入丸、散，也可煎服，但需要注意，煎服时间应相对较短，以免有效成分挥发流失。

【主要产地】藿香全国大部分地区均产，主要产自重庆、四川、云南等地；而广藿香属于道地药材，主要产自广东、海南等地。

【性味归经】味辛，性微温；归脾、胃、肺经。

【功效主治】

1. 化湿解暑 用于治疗夏季伤暑所致的暑湿证，常与佩兰、薄荷、厚朴等配伍同用。

2. 和中止呕　用于治疗中焦湿热证，常与半夏、木香、砂仁、厚朴等配伍同用。

3. 辛温解表　用于治疗夏季外感风寒，常与紫苏、厚朴、法半夏、大腹皮等配伍同用。

【用法用量】煎服，6~10克，或入丸、散，鲜品解暑化湿、辟秽力强。其叶偏于解表，其梗偏于和中。

【使用注意】阴虚火旺、舌绛无苔或胃热欲呕者禁用。

【现代研究】广藿香中含有多种活性成分，对应胃癌的143个靶点，主要通过 AKT1、白细胞介素-6(IL-6)、EGFR、MMP9、VEGFA、CASP3、丝裂原激活蛋白激酶(MAPK1)等关键靶点发挥疗效，主要作用途径为癌症通路、IL-17 信号通路、NF-κB 信号通路、癌症中的转录失调、血管内皮生长因子信号通路等。因此，广藿香治疗胃癌具有多靶点和多通路的潜在作用机制。

【日常妙用】

藿香砂仁煲猪肚

材料：藿香 20 克，砂仁 10 克，猪肚 1 个（约 500 克），生姜 5 片，食盐 6 克。

制法：将猪肚用生粉、食盐搓洗干净后切成小条。连同藿香、砂仁、生姜一同放入锅中，加水 2000 毫升。同煮 2 小时后加盐调味即可。

用法：作为菜食用。

功效：理气宽中，和胃止呕。适用于妊娠呕吐的孕妇。

苍　术

苍术性温味辛苦，
燥湿健脾功效著。
祛风散寒治痹痛，
明目养肝视力护。

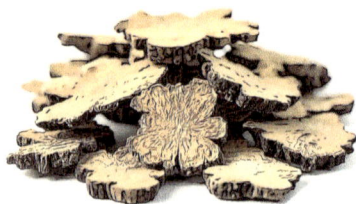

苍术性温而味辛、苦，其药性温和却蕴含着辛散苦燥之力。其辛味能散能行，有助于祛湿；苦味则能燥能坚，长于健脾。因此，苍术在燥湿健脾方面功效尤为显著，常用于治疗湿邪困脾所致的脘腹胀满、食欲不振、大便溏泄等症状。

此外，苍术还能祛风散寒，对于风湿痹痛、关节酸痛、肢体麻木等风寒湿邪侵袭所致的病症，有着良好的治疗效果。其祛风之力能驱散外邪，散寒之功则能温通经络，从而缓解疼痛，恢复关节活动功能。

在养肝明目方面，苍术亦有其独到之处。它能够通过调理肝脏功能，促进气血运行，从而滋养眼睛，改善视力。对于肝血不足、肝火上炎等引起的目昏不明、视物模糊、眼睛干涩等症状，苍术都有一定的缓解作用。

然而，临床应用苍术时也需注意相关事项。由于苍术性温，阴虚火旺、血热妄行者慎用，以免助热生火，加重病情。同时，孕妇在使用苍术时也需格外小心，最好在医生指导下使用，以确保母婴安全。

【主要产地】南苍术主要产自江苏、湖北、河南、安徽等地；北苍术主要产自河北、山西、陕西、内蒙古及东北等地。

【性味归经】味辛、苦，性温；归脾、胃、肝经。

【功效主治】

1. 燥湿健脾　用于治疗湿阻脾胃、脘腹胀满、寒湿带下及湿热下注证，常与茯苓、厚朴、陈皮、白芷、黄柏、牛膝等配伍使用。

2. 祛风除湿　用于治疗风湿寒痹、关节疼痛，常与桂枝、防风、独活、秦艽、羌活等配伍使用；风湿热痹者，则与黄柏、知母、生石膏等配伍使用。

3. 散寒解表　用于治疗外感风寒表证，常与白芷、川芎、藁本等配伍使用。

4. 养肝明目　用于治疗青盲、夜盲、眼目昏涩等，常与黑芝麻、石决明、猪肝等配伍使用。

【用法用量】煎服，3~10克；亦可熬膏或入丸、散。

【使用注意】苍术香燥伤阴，阴虚内热、大便秘结、燥屎内结及表虚多汗者忌用。

【现代研究】苍术的现代研究主要聚焦于其化学成分和药理作用。其主要活性成分包括倍半萜类、烯炔类化合物、多糖及有机酸等，其中挥发油被认为是关键药效部位。研究表明，苍术挥发油具有抗炎、抗菌、抗氧化、抗肿瘤、保肝及降血糖等多种生物活性，在胃肠道疾病和风湿性疾病的治疗中显示出潜在应用价值。值得注意的是，苍术生品与麸炒品挥发油均能显著提高心肌细胞存活率，且麸炒品在抗氧化和抗细胞凋亡方面的效果优于生品。

【日常妙用】

苍术香囊

材料：苍术 10 克，白芷、藿香、石菖蒲各 5 克，艾叶、防风、草果各 3 克，冰片 1 克(可根据个人喜好和需要调整用量)。

制法：将苍术及其他药材研磨，直至形成细腻的粉末。将研磨好的药材粉末混合均匀，然后根据需要装入香囊袋中。香囊袋可以选择棉质、丝绸等透气材质，以便香气更好地散发。制作完成后，将香囊密封保存，以免香气散失。

用法：外用佩戴。

功效：芳香化浊，祛湿健脾，提神醒脑，舒缓情绪。适用于暑湿困倦、脾胃运化差、精神差的人群。

厚　朴

厚朴辛苦药性温，
能归脾胃肺大肠。
燥湿行气消积满，
降逆平喘功效强。

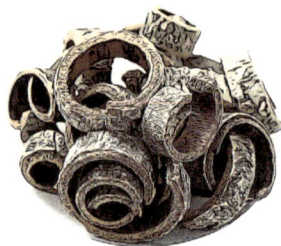

厚朴味辛、苦，性温，自古以来便以其独特的功效深受医生的青睐。其药性能够深入脾、胃、肺、大肠，调和这些脏腑的气机，使之运行顺畅。

在临床应用中，厚朴的燥湿行气之力尤为显著。当人体因湿邪困扰而出现腹胀、食积等症状时，厚朴能行气化湿、消积导滞，使腹胀满闷得以舒缓。同时，它还能降逆平喘，对于肺气上逆、咳喘不宁，厚朴总能以其强大的功效平息咳喘，恢复肺气的正常宣降。在《伤寒杂病论》中有经典名方桂枝加厚朴杏子汤，适用于素有咳喘复加外感风寒的患者，可调和营卫、降气平喘。

然而，尽管厚朴功效卓越，但在使用时仍需注意。因其药性偏温，对于体质偏热或有热燥的患者，需慎用，以免加重病情。此外，孕妇也应避免使用，以免对胎儿造成影响。

【主要产地】主要产自陕西、甘肃、四川、湖南、湖北、浙江等地。

【性味归经】味苦、辛，性温；归脾、胃、肺、大肠经。

【功效主治】

1.燥湿行气　用于湿阻中焦、脘腹胀满等，常与苍术、陈皮等配伍使用，例如平胃散。

2.消积除满　用于食积气滞、腹胀便秘等，本品可行气宽中，消积导滞。常与大黄、芒硝、枳实等配伍使用，从而达到峻下热结、消积导滞的功效，常应用于热结便秘证，如大承气汤。

【用法用量】煎服，3~10克。

【使用注意】本品味辛、苦，性温，易伤津耗气，因此气虚津亏者及孕妇慎用。

【现代研究】厚朴酚组及地塞米松组小鼠肺组织病理改变明显减轻，支气管肺泡灌洗液（BALF）中的细胞总数及中性粒细胞数显著减少，炎症因子IL-1β及IL-6的分泌显著减少，而IL-10的表达显著增加，血红素加氧酶-1（HO-1）表达明显增加。这些结果表明，厚朴酚对LPS诱导的小鼠急性肺损伤具有潜在的保护作用，这种保护作用可能与IL-10的表达增加及HO-1的上调有关。

【日常妙用】

厚朴香附煨猪肘

材料：厚朴15克，香附10克，枳壳15克，川芎6克，猪肘500克，酒、盐、味精、酱油、糖各适量。

制法：将厚朴、香附、枳壳、川芎压碎，装入纱布袋，与猪肘共同放入砂锅中。加水适量，用武火烧沸，撇去浮沫，再用文火煨至熟烂。去除药包，加入适量酒、盐、味精、酱油、糖调味，再煨片刻，即可食用。

用法：吃猪肘，喝汤。

功效：活血祛瘀，除斑。适用于黄褐斑及蝴蝶斑。

第二节　利水渗湿药

凡以通利水道、渗泄水湿为主要功效，常用于治疗水湿内停病证的药物，称为利水渗湿药。本类药物味多甘淡或苦，归膀胱、小肠、肾、脾经，作用趋向偏于下行，淡能渗利，苦能降泄。本类药物具有利水消肿的作用。利水渗湿药主要用于治疗水肿、小便不利、泄泻、痰饮、湿疮、带下、湿温等水湿所致的各种症状。使用利水渗湿药，须视不同病证，选用相应药物，并适当配伍。如水肿骤起有表证者，配宣肺解表药；水肿日久，脾肾阳虚者，配温补脾肾药；湿热合邪者，配清热药；寒湿相并者，配温里祛寒药；热伤血络而尿血者，配凉血止血药；至于泄泻、痰饮、湿温、黄疸等，则常与健脾、芳香化湿、清热燥湿等药物配伍。此外，气行则水行，气滞则水停，故利水渗湿药还常与行气药配伍使用，以提高疗效。利水渗湿药易耗伤津液，对阴亏津少、肾虚遗精遗尿者，宜慎用或忌用。有些药物有较强的通利作用，孕妇应慎用。现代药理研究证明，利水渗湿药大多具有不同程度的利尿、抗病原微生物、保肝、降压、抗肿瘤等作用。部分药物还有降血糖、降血脂及调节免疫功能的作用。

薏苡仁

薏苡仁甘淡性凉，
归属经络脾胃肺。
利水渗湿又健脾，
清热排脓止痹痛。

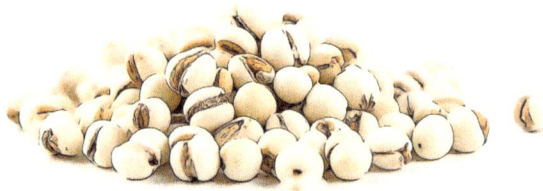

薏苡仁甘淡性凉，归脾、胃、肺经。其独特的药性不仅能够利水渗湿，有效缓解水肿、小便不利等症状，还能健脾止泻，改善脾胃虚弱所致的消化不良、泄泻等问题。此外，薏苡仁清热排脓的功效显著，对肺痈、肠痈等化脓性炎症，有一定的辅助治疗作用。同时，它还能止痹痛，对风湿痹痛、关节不利等症状有良好的缓解效果。

在日常应用中，薏苡仁常被用于煮粥、炖汤等，不仅美味可口，还能发挥其健脾利湿的功效。对于湿气重、脾胃虚弱的人群，适量食用薏苡仁有助于改善体质，增强免疫力。

在中医经典方剂中，薏苡仁也占有一席之地。如《备急千金要方》中的苇茎汤，用于治疗肺痈痰热兼有瘀血等症状；又如《金匮要略》中记载的薏苡附子败酱散，用于治疗肠痈成脓等症状。这些方剂都充分展示了薏苡仁在中医药领域的广泛应用和卓越疗效。

【主要产地】主要产自福建、河北、辽宁等地。

【性味归经】味甘、淡，性凉；归脾、胃、肺经。

【功效主治】

1. 健脾渗湿 用于脾虚湿盛、食少泄泻证，常与人参、茯苓、白术等配伍使用，如参苓白术散。

2. 清热排脓 用于肺痈吐脓、肠痈腹痛等，常与芦根（苇茎）、冬瓜子、桃仁、败酱草等配伍使用，如苇茎汤。

3. 除痹止痛 用于湿滞经络、关节疼痛，与独活、防风、苍术等配伍使用。

【用法用量】煎服，10~30克。

【使用注意】本品性滑利，孕妇慎用。

【现代研究】薏苡仁的主要成分为脂肪酸，具有较强的α-糖苷酶抑制活性，为薏苡仁降血糖活性的研究提供了科学依据。

【日常妙用】

冬瓜薏苡仁粥

材料：薏苡仁100克，带皮冬瓜500克，精盐适量。

制法：用清水浸泡薏苡仁20分钟，将冬瓜连皮切成块，一起放入砂锅，加水煮到薏苡仁熟烂，放精盐适量，拌匀。

用法：每日分两次食用。

功效：清热解毒，健脾祛瘀。适用于单纯性肥胖、动脉硬化、高血压、糖尿病、脂肪肝、高脂血症等病证。

玉米须

玉米须味甘性平，
归于膀胱肝胆经。
利水消肿又退黄，
主治水肿与黄疸。

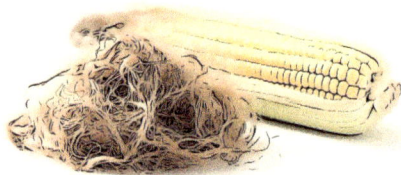

玉米须味甘，性平，归属膀胱、肝、胆经。其温和的性质使得它在中医领域备受青睐，成为治疗多种病症的良药。利水消肿是玉米须的一大功效。它能够有效地促进体内多余水分的排出，从而缓解水肿症状。在临床上，玉米须常被用于治疗肾炎性水肿、肝硬化腹水等由不同原因引起的水肿，为患者带来显著疗效。

同时，玉米须还具有退黄疸的功效。它能够帮助肝脏排出多余的胆红素，从而改善黄疸症状。对于黄疸型肝炎、胆囊炎等肝胆疾病患者，玉米须无疑是一剂良药。

除了上述功效外，玉米须在民间也有着广泛的应用。在民间，玉米须被视为一种天然的利尿药，可以帮助人们排出体内多余的水分和毒素，从而保持身体健康。此外，玉米须还被用来泡茶，具有清热解毒、利尿降压的作用，尤其适合在炎热的夏季饮用，帮助人们消暑解渴。

总的来说，玉米须以其独特的性味归经和丰富的功效，在中医领域和民间都占据着重要的地位。无论是治疗水肿、黄疸等病症，还是作为日常保健的茶饮，玉米须都展现出了其独特的魅力和价值。

【主要产地】全国大部分地区均产。

【性味归经】味甘，性平；归膀胱、肝、胆经。

【功效主治】

1.利尿消肿　用于水湿停聚、膀胱湿热证，常用来治疗水肿、小便不利，多与泽泻、冬瓜皮、赤小豆等药配伍使用；治疗脾虚水肿，则常与白术、茯苓等配伍。

2. 利湿退黄　用于湿热阳黄、阴黄等，治疗湿热阳黄，常与金钱草、郁金、茵陈等配伍；治疗寒湿黄疸，可与附子、干姜、茵陈等药同用。

【用法用量】煎服，15~30克(鲜品加倍)。

【使用注意】阴虚或无水湿内停者慎用。

【现代研究】玉米须多糖可明显降低高盐诱导的高血压大鼠的血压，其机制可能与抑制血管氧化应激水平有关。

【日常妙用】

玉米须饮

材料：玉米须50克，生甘草20克，少量糖。

制法：将以上两味药材分别洗净，放入锅内，加入500毫升水，用小火煮至剩400毫升，去渣取汁即可。

用法：每日少量多次饮用。

功效：清热利尿，清肝明目。适用于高血压、尿道炎、膀胱炎、糖尿病等的辅助治疗。

冬瓜皮

冬瓜皮味甘性凉，
归经属于脾小肠。
利水消肿功效良，
清热解暑效果佳。

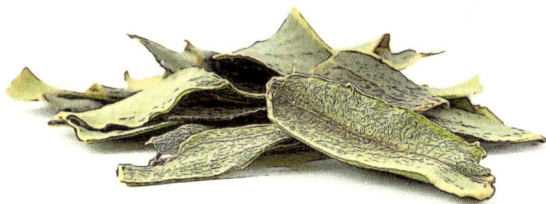

冬瓜皮性凉味甘，归脾经和小肠经，具有利水消肿之效，尤善走表行水，可有效缓解肢体水肿胀满。

在临床上，冬瓜皮常被用以治疗肾炎水肿，以及湿热壅滞导致的小便不利，为患者带来希望。清热解暑，效果尤为显著。夏日炎炎，暑热难耐，冬瓜皮如清泉流淌。它能帮助消除烦渴，是夏季消暑解渴、预防中暑的天然良方。

在民间，冬瓜妙用无穷：煮水饮用，既解暑又利尿；搭配其他食材，还能制作出多种美味佳肴，既享受了美食，又滋养了身心，实乃一举两得。

【主要产地】全国大部分地区均有生产。

【性味归经】味甘，性凉；归脾、小肠经。

【功效主治】

1. 利水渗湿 用于水肿胀满、小便不利者，常与五加皮、生姜皮等配伍使用；若治体虚浮肿，常与冬瓜皮、赤小豆、红糖等同用。

2. 清热解暑 用于夏日暑热口渴、小便短赤者，常配冬瓜皮、西瓜皮等药，煎水代茶饮；若治暑湿证，可与薏苡仁、滑石、扁豆花等同用。

【用法用量】煎服，9~30 克。

【使用注意】营养不良而致虚肿者慎用。

【现代研究】冬瓜皮提取物可以有效地延缓亚麻油和猪油的氧化，抗氧化能力随着提取物添加量的增加而增强，但弱于同浓度的二丁基羟基甲苯的抗氧化能力。

【日常妙用】

冬瓜芡实薏苡仁鸭肉汤

材料：带皮冬瓜 500 克，鸭肉 500 克，芡实 15 克，薏苡仁 15 克，食盐少许。

制法：先煮芡实、薏苡仁，后下鸭肉，最后下冬瓜，煮至食材熟透，出锅前加少量食盐调味即可。

用法：食肉，喝汤。

功效：健脾祛湿，滋阴补肾。适用于夏季暑湿、脾气不运、四肢疲倦者。

第三节　清热利湿药

凡以清利湿热、利胆退黄、清热通淋为主要功效的药物，称为清热利湿药。本类药物多苦寒或甘淡寒，主归心、小肠、膀胱经，作用趋向下，苦能泻，寒能清，淡能利。本类药物具有清利下焦湿热、利尿通淋、利胆退黄的作用。清热利湿药主要用于治疗热淋、黄疸、暑湿、湿疮等病症。使用清热利湿药，应根据热与湿的程度来进行选药及配伍。如热重于湿，则以清热为主，利湿为辅，可选用清热力强的茵陈、车前草等。如湿重于热，则以利湿为主，兼以清热。

由于湿为阴邪，黏腻难解，在佐以清热的同时，不可过用苦寒之品，以免脾阳受损。对于热淋，则多选用瞿麦、萹蓄、车前子等清热利湿通淋的药物。需注意的是，清热利湿药易损伤阳气，对脾阳虚、脾气虚者，宜慎用或不宜久用。现代药理研究证明，清热利湿药具有抗炎、抑菌、利尿、祛痰、降压、利胆及降糖的作用。

茵 陈

茵陈苦辛性微寒，
脾胃肝胆是经源。
清热利湿退黄疸，
利尿消肿功效全。

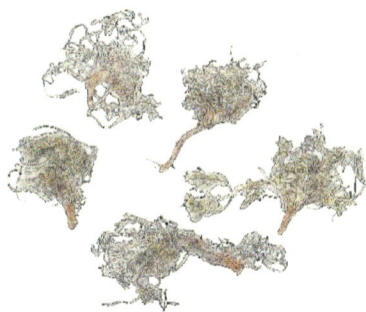

清热利湿退黄疸，此乃茵陈之首要功效。它能够有效清除体内湿热，促进胆汁排泄，从而显著改善黄疸症状，使肌肤重现光泽。利尿消肿，亦为其功效之一，茵陈能帮助人体排出多余水分，缓解水肿症状，从而恢复机体平衡。

在临床上，茵陈的应用广泛。它常被用于治疗湿热黄疸、胆囊炎、肝炎等肝胆疾病，以及由湿热引起的水肿、小便不利等症状。经典方剂如茵陈蒿汤，便是以茵陈为主药，配以大黄、栀子等药物，共同发挥清热利湿、退黄疸的功效。

民间有俗语"三月茵陈四月蒿，五月六月当柴烧"，是说三月四月时节茵陈可鲜采食用，到五月六月茵陈茎秆长高长老，不能药用也不能食用，在农村只能当柴烧。

【主要产地】主要产自陕西、山西、河北。

【性味归经】味苦、辛，性微寒；归脾、胃、肝、胆经。

【功效主治】

1.利湿退黄 用于治疗湿热阳黄，常与栀子、大黄等同用；寒湿阴黄，常与附子、白术、干姜等同用。

2. 除湿止痒 用于治疗湿热内蕴所致风瘙瘾疹(今通用作隐疹)、湿疹疥疮等，可与黄柏、苦参、地肤子等配伍。

【用法用量】煎服，6~15克。不宜久煎。

【使用注意】脾虚血亏所致萎黄者慎用。

【现代研究】茵陈蒿汤能有效减轻酒精性肝病大鼠肝脏组织的损伤，其机制可能与调控 SIRT1/AMPK 信号通路，减轻肝细胞氧化应激和脂质蓄积有关。茵陈水提取物冻干粉能够抑制阿霉素诱导的肾小管细胞凋亡而发挥保护作用，其作用机制可能与线粒体途径有关。

【日常妙用】

凉拌茵陈蒿

材料：茵陈蒿嫩茎叶 250 克，白糖、精盐、味精、麻油各适量。

制法：将茵陈蒿洗干净，入沸水中烫一遍，捞出，挤干水分。接着切碎后放入盘子中，加入精盐、味精、白糖、麻油。搅拌均匀后，即可食用。

用法：当作菜食用。

功效：利湿退黄，祛风明目。适用于湿热黄疸、小便不利、风痒疥疮、两目昏花、夜盲等。

金钱草

金钱草味甘性寒，
肝胆肾膀经中归。
利湿退黄功效显，
利尿清热解毒快。

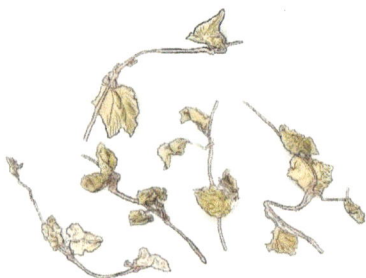

金钱草利湿退黄功效显著，擅长清除体内湿热，改善黄疸症状，使肌肤颜色恢复正常。此外，金钱草还具有利尿通淋的作用，能有效促进尿液排出，改善尿痛、尿急、尿路结石等不适。

在清热解毒方面，金钱草同样表现出色，它能迅速消除热毒，消肿止痛，对于热毒疮肿、毒蛇咬伤等，有显著疗效。此外，金钱草还能缓解风湿痹痛，改善关节活动，为患者减轻病痛。

在临床应用上，金钱草被广泛用于治疗黄疸、尿路结石、风湿性关节炎等疾病，其显著的疗效备受医者推崇。经典方剂如三金排石汤，便以金钱草为主药，搭配其他药材，共同发挥清热利尿、排石通淋的功效。

在民间，金钱草同样备受青睐。人们常用金钱草泡水饮用，以预防和治疗尿路感染、风湿痛等症状。

【主要产地】主要产地是四川。

【性味归经】味甘、咸，性微寒；归肝、胆、肾、膀胱经。

【功效主治】

1. 利湿退黄　用于治疗湿热黄疸、胆胀胁痛等。治疗湿热黄疸时，常与茵陈、栀子、虎杖等同用。本品还能清肝胆湿热，助排结石，与茵陈、大黄、郁金等同用。

2. 利尿通淋　用于治疗石淋、热淋之小便涩痛，与海金沙、鸡内金、滑石等同用；治疗热淋，常与车前子、萹蓄等药同用。

3. 解毒消肿　用于治疗恶疮肿毒、毒蛇咬伤等。用鲜品捣汁内服或捣烂外敷，或配蒲公英、野菊花等同用。

【用法用量】煎服，15～60克。

【使用注意】金钱草清热利湿之力较强，故阳虚者及无水湿者慎用。

【现代研究】小叶金钱草醇提物及各萃取部位均具有抗炎、镇痛及利胆的作用。研究表明，金钱草中的槲皮素、山柰酚、金合欢素可能是其治疗肾结石的主要活性成分。金钱草的药理作用机制涉及多靶点调控，包括通过抑制 NF-κB 信号通路发挥抗炎作用，与热休克蛋白结合增强细胞应激保护，调控核受体活性和转录因子活性以影响基因表达，参与配体调节的 DNA 结合过程，以及通过类固醇结合和组蛋白激酶活性调节表观遗传修饰等。

【日常妙用】

金钱草瘦肉煲

材料：新鲜金钱草30克(或干品15克)，猪瘦肉100克，生姜3片，清水、盐、生抽各适量。

制法：将金钱草洗净，猪瘦肉洗净后切成薄片，用少许盐和生抽腌制片刻。将金钱草、猪瘦肉和生姜片一同放入炖盅，加入适量清水(水量需没过所有材料)。大火煮沸后转小火炖约1.5小时至肉质酥烂、汤汁浓郁。最后，根据个人口味加入适量盐调味即可。

用法：此药膳可作为日常滋补汤品，每周食用1~2次。每次食用时，将炖好的汤品均匀盛入碗中，趁热饮用，并食用其中的猪瘦肉，以充分吸收金钱草的药效和营养成分。

功效：清热利湿，解毒消肿。适用于湿热内盛证，可用于尿路感染、尿路结石、黄疸人群。

车前草（车前子）

车前草味甘性寒，
归肝肾肺小肠经。
利尿清热又渗湿，
清肝明目消肿毒。

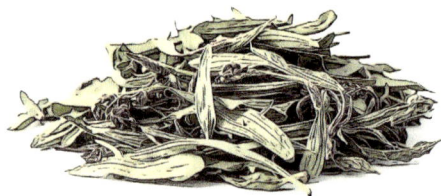

车前草，味甘性寒，归肝、肾、肺、小肠经。其功效多样，主治广泛，利尿清热又善渗湿，主治水肿胀满、小便淋涩不畅，亦能缓解暑湿泻痢、湿热黄疸。在临床应用上，车前草价值显著，对于尿路感染、急性肾炎水肿，常作为首选药材。同时，它还能清肝明目、消肿解毒，在治疗目赤肿痛、皮肤疮痈时，亦展现出卓越的疗效。

在经典方剂中，车前子亦有广泛应用，如在八正散中，它与其他药材配伍，治疗湿热下注之淋证，疗效显著；又如龙胆泻肝汤中，它发挥清泻肝胆实火、解毒消肿的作用。

然而，虚寒体质者应谨慎服用，以免寒凉伤身，加重病情。同时，用量亦须遵医嘱，以适量为宜，方能发挥最佳疗效，确保安全。

【主要产地】全国大部分地区均产。

【性味归经】味甘，性寒；归肝、肾、肺、小肠经。

【功效主治】

1.清热利湿　用于治疗热结膀胱，小便涩痛，常与木通、滑石、瞿麦等清热利湿药同用。

2.渗湿止泻　用于治疗泄泻，常与茯苓、猪苓等同用。

3. 清肝明目　用于治疗目赤肿痛、目暗昏花，常与菊花、决明子等同用。

【用法用量】煎服，9~15克。车前子宜包煎。

【使用注意】孕妇及肾虚精滑者慎用。

【现代研究】车前子具有类雌激素样作用及抗氧化活性，可以改善卵巢储备功能。对于多囊卵巢综合征引起的不孕，车前子具有降糖、降脂的功效，可以改善多囊卵巢综合征患者糖脂代谢紊乱。对于输卵管阻塞引起的不孕，车前子具有抗炎的作用，可以促进输卵管通畅。对于子宫内膜容受性不良引起的不孕，车前子具有缓解平滑肌痉挛、增加子宫内膜容受性基因表达的作用，可以改善子宫内膜容受性。对于子宫内膜异位症引起的不孕，车前子可提高机体免疫调节能力，以及改善血液循环和子宫内膜异位症合并不孕的生殖障碍。

【日常妙用】

车前子猪小肚汤

材料：车前子10克，猪小肚200克，盐少许。

制法：将猪小肚洗净切块，与车前子一同煲汤，汤煮沸后，加少许盐即可。

用法：吃猪小肚，喝汤。

功效：健脾补虚，清热利水，明目，祛痰。适用于脾虚腹泻、虚劳瘦弱、消渴遗尿者。

（陈彦伊　谢叶丽）

第五章　消导药

凡具有消食导滞功效，以消除胃肠积滞、促进消化为主要作用，治疗饮食积滞的药物，称为消导药或消食药。本类药物主要适用于饮食不消、宿食停滞所致的脘腹胀满、嗳腐吞酸等。若脾胃虚弱，应健脾助运与消食导滞相结合，标本兼治。

山　楂

山楂酸甘，
磨消肉食。
疗疝化瘀，
消痞健胃。

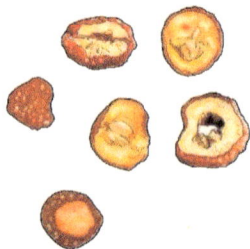

　　山楂味道酸甜，既可以生食，又可以加工成各种食品和药品。山楂含有机酸和维生素 C，具有健脾开胃、消食化滞的功效。山楂中的黄酮类化合物具有抗氧化作用，有助于降低血压和胆固醇。但山楂不宜与海鲜、人参等食物同食，否则可能会引起不适。此外，山楂的酸性较强，胃酸过多或者胃溃疡患者应适量食用。

　　【主要产地】主要产自江苏、浙江、湖北、湖南等地。

　　【性味归经】味酸、甘，性微温；归脾、胃、肝经。

【功效主治】消食健胃，行气散瘀。用于肉食积滞、胃脘胀满、泻痢腹痛、瘀血经闭、产后瘀阻、心腹刺痛、疝气疼痛、高脂血症。

【用法用量】内服：煎汤，3~10克；或入丸、散。外用：适量，煎水洗或捣敷。

【使用注意】脾胃虚弱者慎服。山楂有促进子宫收缩的作用，孕妇多食山楂会引发流产，故孕妇不宜多食。

【现代研究】

(1)口服山楂能增加胃酸及消化酶的分泌，增强消化功能。其所含脂肪酶亦能促进脂肪类食物的消化。

(2)山楂可使血管扩张，增加冠状动脉血流及降低血压。

(3)长期服用山楂有降低胆固醇的作用。

(4)山楂可促进子宫收缩。

【日常妙用】

蜜山楂

材料：山楂、蜂蜜各适量。

制法：将山楂洗净，去掉果柄、果核，放在铝锅内，加水适量，煮至七成熟，水将耗干时加入蜂蜜，再以小火煮熟，收汁即可。冷却后放入瓶罐中保存。

用法：每天适量服用。

功效：开胃，消食，活血化瘀。适用于冠心病以及肉食不消、腹泻等。

鸡内金

鸡内金味甘性平，
归脾胃小肠膀胱。
健胃消食止遗精，
疳积泻痢皆可愈。

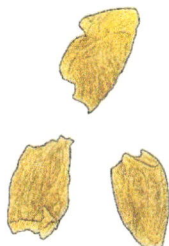

鸡内金别名鸡肫皮、鸡黄皮，气微腥，来源于雉科动物家鸡的干燥砂囊内壁。其质脆，易碎，表面黄色、黄绿色或黄褐色，薄而半透明，有明显的条状皱

纹。性平，味甘，能健胃消食、涩精止遗、通淋化石。用于食积不消、呕吐泻痢、小儿疳积、遗尿、遗精、石淋涩痛、胆胀胁痛等。

【主要产地】全国各地均产。

【性味归经】味甘，性平；归脾、胃、小肠、膀胱经。

【功效主治】健胃消食，涩精止遗。用于食积不消、呕吐泻痢、小儿疳积、遗尿、遗精。

【用法用量】内服：煎汤，3~10克；研末，每次1.5~3克；或入丸、散。外用：适量，研末调敷或敷贴。

【使用注意】脾虚无积者慎用。研末服用比水煎服用效果好。

【现代研究】鸡内金能显著促进胃液分泌、增强胃动力并加速胃排空，其有效成分通过调节胃泌素和胆碱能神经活性发挥促消化作用。

【日常妙用】

1. 鸡内金山楂粥

材料：鸡内金10克（研碎），茯苓10克，玄参10克，生山楂10克，粳米50克。

制法：四味药材水煎，过滤留汁，加入粳米50克，小火炖30分钟。

用法：喝粥，每日1次。

功效：疏肝理气，养胃。适用于小儿脾虚疳积、腹胀呕吐等。

2. 鸡内金羊肉汤

材料：羊肉250克，鸡内金15克，大枣15克，干姜15克，盐、鸡精、葱段、水、料酒各适量。

制法：羊肉切块，冷水浸泡30分钟去血水，焯水（加料酒、姜片）去腥后洗净；鸡内金洗净，干姜切片，大枣去核备用。将羊肉、鸡内金、干姜、大枣放入砂锅，加清水、料酒；大火煮沸后撇去浮沫，转中小火慢炖2小时至羊肉酥烂。出锅前10分钟加入葱段、盐、鸡精调味即可。

用法：喝汤，食肉，每日1次。

功效：温胃散寒。适用于脘腹冷痛、肠鸣泄泻、水样大便等脾胃虚寒所致的慢性肠炎患者。

神　曲

神曲甘辛，
开胃进食。
破结化痰，
调中下气。

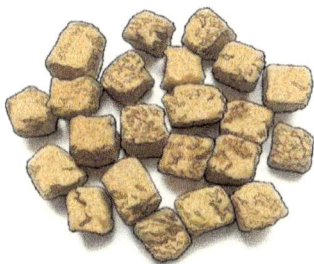

神曲的别名有六神曲、六曲，是在辣蓼、青蒿、杏仁等中加入面粉或麸皮混合后，经发酵制成的曲剂。本品味甘、辛，性温，归脾、胃经，具有健脾和胃、消食调中的功效。主要用于治疗饮食停滞，胸痞腹胀，呕吐泻痢，产后瘀血腹痛，小儿腹大坚积等。消食宜炒焦用，阴虚火盛者慎用。有堕胎作用，故孕妇慎服。

【主要产地】全国各地均产。

【性味归经】味甘、辛，性温；归脾、胃经。

【功效主治】健脾和胃，消食化积。主治饮食停滞，消化不良。

【用法用量】内服：煎汤，6~15克；或入丸、散。

【使用注意】脾阴不足、胃火旺盛者以及孕妇慎服。

【现代研究】神曲中含有多种消化酶、挥发油、麦角固醇、维生素B复合体以及酵母菌、霉菌等多种微生物，具有促进胃肠道蠕动、调节肠道菌群、保护肠道以及止泻功效。

【日常妙用】

神曲酒

材料：神曲100克，白酒500毫升。

制法：将神曲稍炒热，用纱布装袋，置白酒中密封浸泡7天即可。

用法：每日两次，每次服用10~20毫升。

功效：消食化积。适用于食积不消化、腹部胀满等。

麦 芽

平性药中麦芽功，
助脾化食显神通。
消食健胃功效著，
健脾开胃亦常用。
生用疏肝行气好，
炒用回乳消胀痛。
麦芽四两神曲配，
白术橘皮共丸成。
每用人参汤下服，
快膈进食效堪崇。

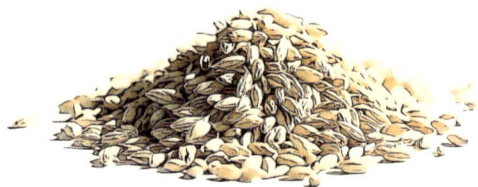

麦芽的别名为大麦芽，为禾本科植物大麦的成熟果实经发芽干燥而成。麦芽性平，味甘，归脾、胃经，含有多种消化酶，可行气消食、健脾开胃，用于食积不消、脘腹胀痛、脾虚食少等症，其能促进淀粉性食物的消化。麦芽具有回乳消胀作用，可抑制催乳素释放，用于妇女断乳或乳汁淤积引起的乳房胀痛。生麦芽和炒麦芽均可用于回乳，但炒麦芽的回乳效果更佳。麦芽还能疏肝解郁，用于肝气郁滞或肝胃不和之胁痛、脘腹胀痛等症。

【主要产地】全国大部分地区均产。

【性味归经】味甘，性平；归脾、胃经。

【功效主治】行气消食，健脾开胃，回乳消胀。

【用法用量】内服：煎汤，10~15克，大剂量30~120克；或入丸、散。炒麦芽功偏消食健胃，生用多用于回乳消胀。回乳时须用30~120克。

【使用注意】哺乳期妇女不宜使用；无积滞、脾胃虚者不宜使用；孕妇不宜多服。

【现代研究】麦芽中含消化酶及维生素B族，有助消化的作用。

【日常妙用】

1. 山楂麦芽茶

材料：山楂 15 克，生麦芽 30 克，太子参 15 克，竹叶芯 10 克。

制法：将以上材料洗净，用水煮沸，浸泡 15 分钟即成。

用法：代茶饮。

功效：益气清心，健脾消滞。适用于哺乳期妇女的回乳。

2. 山楂麦芽荷叶汤

材料：山楂 20 克，麦芽 20 克，荷叶 1 张。

制法：将山楂切片，荷叶切丝，与麦芽一同放入锅中，加水共煎。

用法：代茶饮。

功效：祛脂减肥，降压散疲。适用于冠心病、高血压、高脂血症、肥胖症等。

（王文波　向艳茹）

第六章　泻下药

泻下药是临床常用中药，具有泻下通便、消除积滞、通腑泄热、逐水消肿的功效，主要用于里实证的治疗。里实证与现代医学的急腹症、急性感染性疾病及胸腹水等疾病相似，这些疾病有阻塞、炎症、病原微生物感染和积液等表现。根据本类药物作用的特点及使用范围，分为攻下药、润下药和逐水药三类。其中，攻下药及逐水药泻下峻猛，年老体弱、久病正虚者慎用；妇女孕期及经期禁用。

第一节　攻下药

攻下药大多苦寒沉降，主入胃、大肠经，具有较强的清热泻火及泻下通便作用，主要适用于热结便秘及里实热证。临床应用时，常辅以行气药，以加强泻下及消除胀满的作用。若治冷积便秘者，则须配伍温里药。此外，具有较强清热泻火作用的攻下药，还可用于热病高热神昏、谵语发狂，火热上炎所致的头痛、目赤、咽喉肿痛、牙龈肿痛，以及火热炽盛所致的吐血、衄血、咯血等上部出血症状。对上述热证，无论有无便秘，均可根据病情应用本类药物，以清除实热或导热下行，起到"釜底抽薪"的作用。

另外，对痢疾初起、下痢后重，或饮食积滞、泻下不畅之证，可适当配伍本类药物，以攻逐积滞、消除病因。对肠道寄生虫病，本类药与驱虫药同用，可促进虫体的排出。

大　黄

大黄味苦又性寒，
归脾胃肠积滞蠲。
泻下攻积通腑气，
清热泻火解毒全。
凉血逐瘀经闭畅，
利湿退黄疸病安。

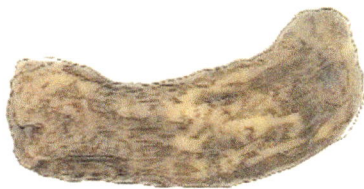

　　大黄，味苦，性寒，归脾、胃、大肠、肝、心包经，具有泻下攻积、清热泻火、凉血解毒、逐瘀通经、利湿退黄等功效。其苦寒沉降，药力峻猛，为积滞便秘之要药，可荡涤肠胃实热积滞，使大便通畅。大黄能清热泻火，治疗温热病高热神昏，或火热上炎之目赤、咽痛、牙龈肿痛等。凉血解毒之力可解热毒疮疡、丌毒烫伤。又善逐瘀通经，对瘀血经闭、产后瘀阻腹痛等有良效，利湿退黄可治湿热黄疸、淋证涩痛等症。然而，大黄苦寒，易伤胃气，脾胃虚弱者慎用，且妇女孕期、经期、哺乳期忌用。

　　【主要产地】主要产自甘肃、青海、四川、陕西、西藏、贵州、云南等地。

　　【性味归经】味苦，性寒；归脾、胃、大肠、肝、心包经。

　　【功效主治】

　　1.泻热通便　用于治疗热结便秘，单用即可。里热炽盛，可与芒硝、枳实同用。

　　2.凉血解毒　用于治疗血热妄行所致吐血、衄血、咯血者，常与黄芩、黄连同用；火邪上炎所致目赤肿痛、咽喉肿痛、牙龈肿痛、热毒痈肿等，常配金银花、蒲公英、牡丹皮、黄芩等同用；湿热黄疸，常与茵陈、栀子等同用。

　　3.逐瘀通经　用于治疗妇女产后瘀阻腹痛、恶露不尽，常与桃仁、红花等同用；跌打损伤、瘀血肿痛或症瘕积聚，可与赤芍、当归、桃仁等同用。

　　【用法用量】煎服，3~15克。外用适量，研末调敷。攻下通便用生大黄；活血逐瘀用酒制大黄；止血用大黄炭。

【使用注意】入汤剂应后下或用温开水泡服，久煎则泻下作用减弱。脾胃虚寒者慎用。孕妇及经期、哺乳期妇女忌用。

【现代研究】大黄含有多种化学成分，包括蒽醌类、蒽酮类、苷类、鞣质、苯丁酮类、多糖类、有机酸、挥发性成分及微量元素。这些成分使大黄具有保肝、利尿、抗肿瘤、泻下、清除氧自由基、抗炎镇痛及抑菌的药理作用。例如，大黄具有延缓衰老的作用，这可能与其所含的主要成分大黄酸、芦荟大黄素能够清除超氧阴离子自由基有关。

【日常妙用】

大黄蜂蜜饮

材料：大黄 10 克，蜂蜜适量。

制法：将大黄洗净、切片放入杯中，倒入蜂蜜，冲入沸水，泡 3~5 分钟后即可饮用。

用法：每日 1 剂，连服 3~5 天。

功效：润肠通便，泄热。适用于肠燥便秘者。

【杏林故事】

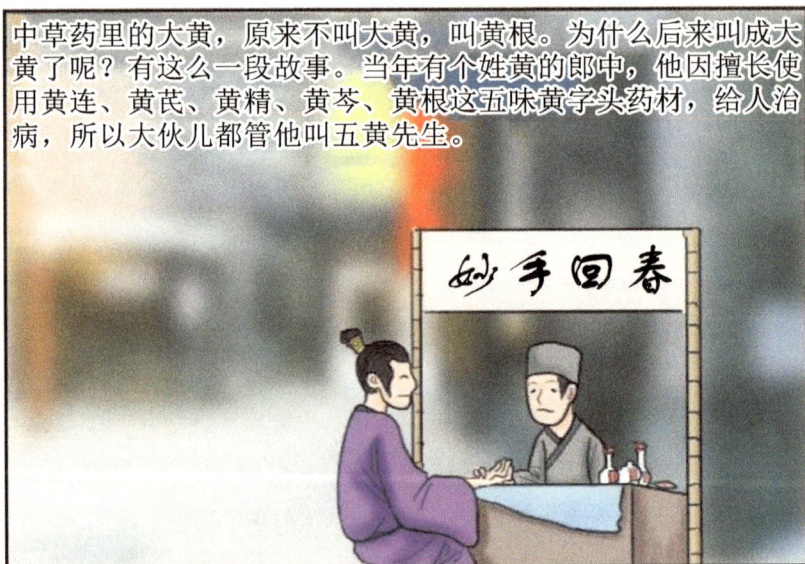

中草药里的大黄，原来不叫大黄，叫黄根。为什么后来叫成大黄了呢？有这么一段故事。当年有个姓黄的郎中，他因擅长使用黄连、黄芪、黄精、黄芩、黄根这五味黄字头药材，给人治病，所以大伙儿都管他叫五黄先生。

每到春三月时，五黄先生就进山采药。靠山有个小村，他每次进山采药时就借住在村里马骏家中，直到秋后才离去。马骏务农，全家只有夫妻二人和一个孩子。五黄先生与马家结下了深厚的情谊。

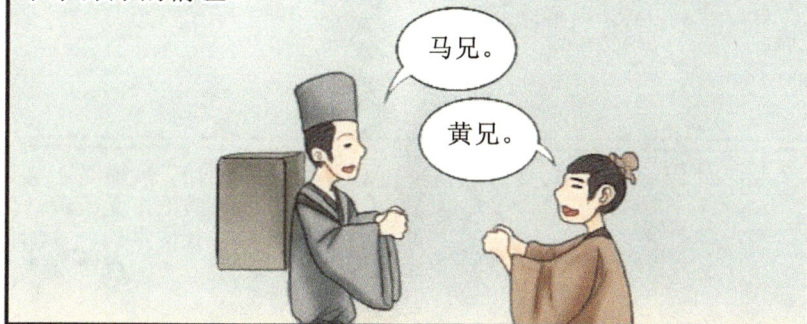

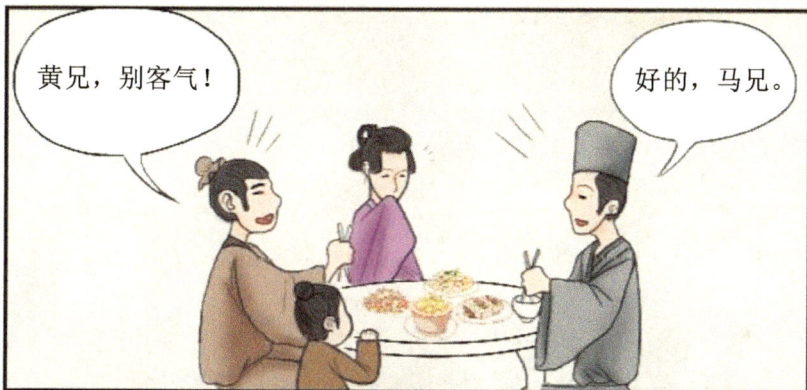

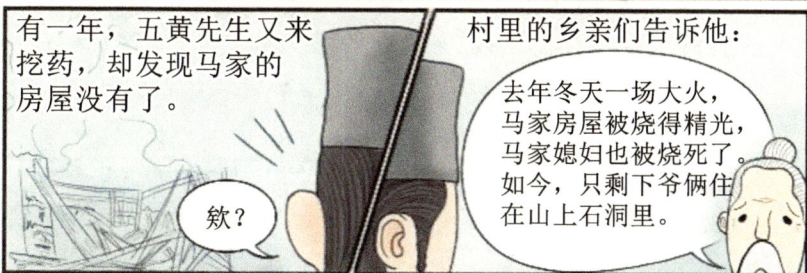

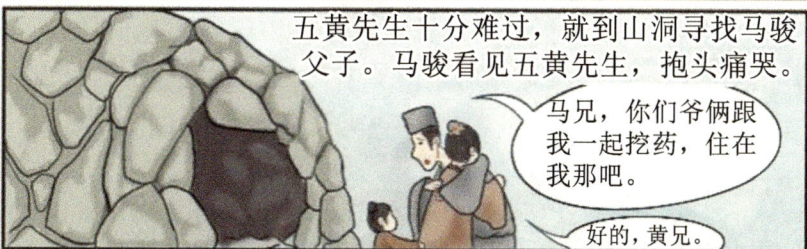

马兄。

黄兄。

黄兄，别客气！

好的，马兄。

有一年，五黄先生又来挖药，却发现马家的房屋没有了。

欸？

村里的乡亲们告诉他：

去年冬天一场大火，马家房屋被烧得精光，马家媳妇也被烧死了。如今，只剩下爷俩住在山上石洞里。

五黄先生十分难过，就到山洞寻找马骏父子。马骏看见五黄先生，抱头痛哭。

马兄，你们爷俩跟我一起挖药，住在我那吧。

好的，黄兄。

从此，马骏爷俩就跟着五黄先生学挖药。他们像漂泊的行者一样，四处奔走。不到半年工夫，马骏就学会了挖五黄药。但是，五黄先生却从不教他如何治病。

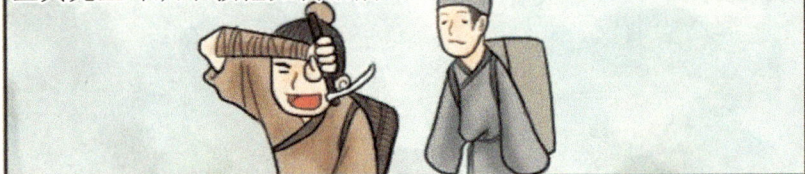

一天，马骏说：

黄兄，你怎么不教我治病呢？

切，我看是不想教吧，无所谓，我偷学。

马兄，你性子太急了，还不是时候。

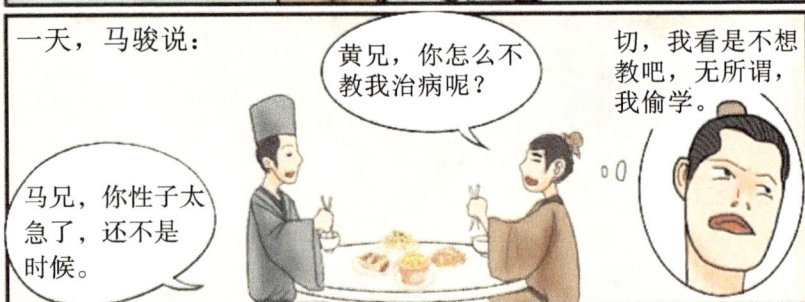

之后马骏便暗暗注意五黄先生怎么给人治病，什么病该下什么药。日久，马骏多少也摸透了一些门道，就背着五黄先生给人治起病来。有一天，一位腹泻的孕妇来看病，马骏错把止泻的黄连和泻火的黄根搞混。病人回去吃了两剂药，大泻不止，没过两天就死了。

病人家属一打听是马骏开的方子，就把他送进了县衙。

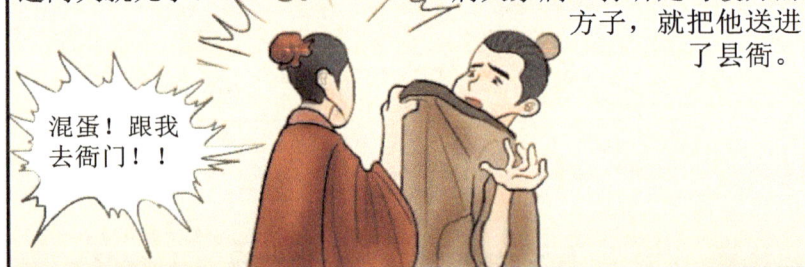

混蛋！跟我去衙门！！

县官审明经过，判定马骏有罪。

庸医！斩！！

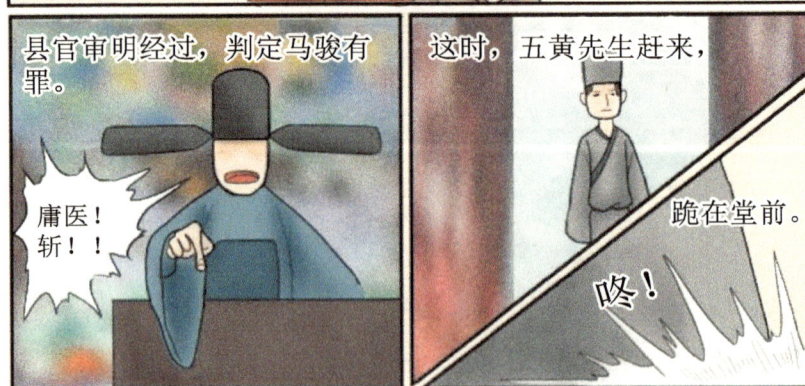

这时，五黄先生赶来，

跪在堂前。

咚！

县官大人应该判我有罪。

你是什么人？怎么有罪？

他是跟我学的医，我教得不仔细，罪在我身。

县官大人，是我背着他干的事，跟他没关系！

本官的决定是……

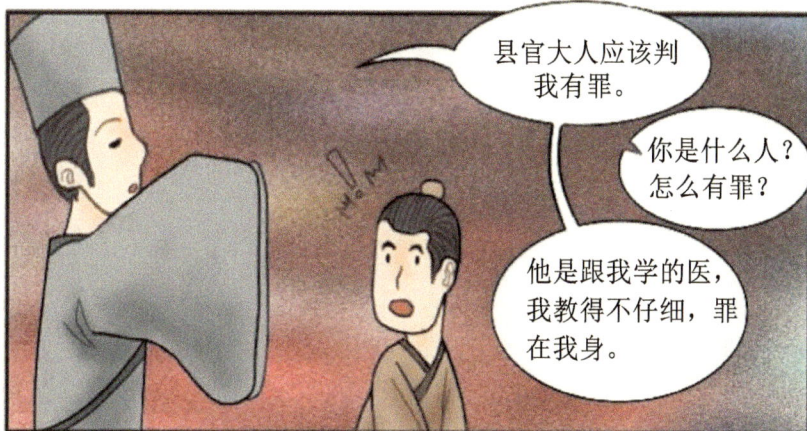

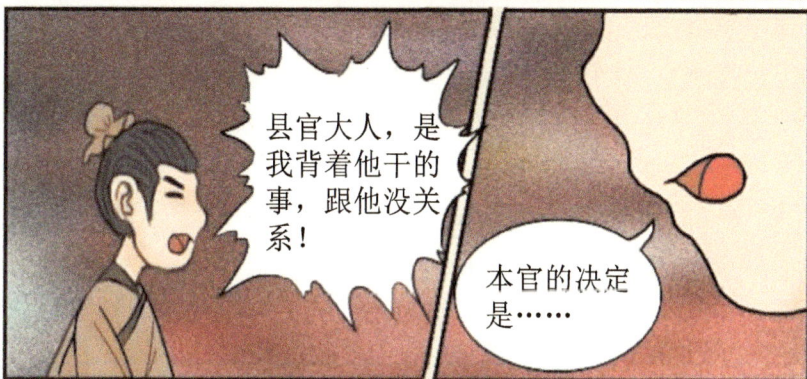

最后，县官罚他们赔偿死者家里一笔钱，就放他们两人出衙了。后来，马骏踏踏实实地埋头挖药，人也变得稳重多了，五黄先生这才教他行医。为了记住前面的教训，五黄先生从此便将五黄药中的黄根改为大黄，免得后人再错用了这一味药。

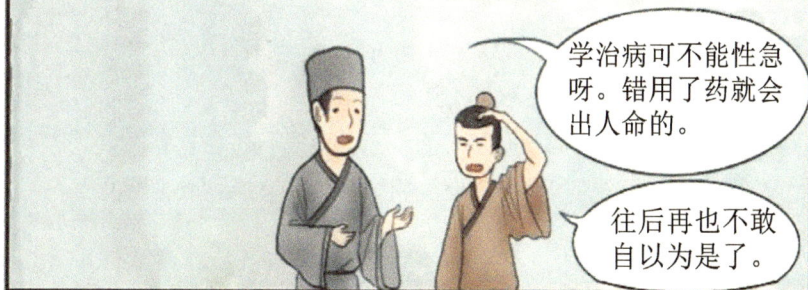

学治病可不能性急呀。错用了药就会出人命的。

往后再也不敢自以为是了。

芒 硝

芒硝味咸苦且寒，
归胃大肠润燥专。
泻下攻积通燥结，
清热消肿目赤平。

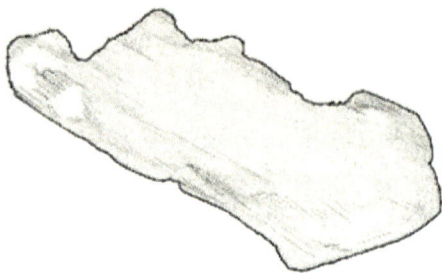

芒硝，味咸、苦，性寒，归胃、大肠经，有泻下攻积、润燥软坚、清热消肿的作用。其咸寒能软坚泻下，善于治疗实热积滞、大便燥结等，使热邪随大便而解。同时，芒硝外用有清热消肿之功，对于目赤肿痛、咽喉肿痛、口舌生疮、乳痈、肠痈等热毒证，通过外敷等方式可以起到消肿止痛的效果。孕妇及哺乳期妇女禁用，因为其峻下作用可能会对胎儿或婴儿产生不良影响，且年老体弱、脾胃虚寒者慎用，以免损伤正气，导致腹泻不止。

【主要产地】主要产自河北、天津、山东、河南、江苏等地。

【性味归经】味咸、苦，性寒；归胃、大肠经。

【功效主治】

1. 软坚泻下　用于治疗实热所致大便燥结，常与大黄相须为用。

2. 清热解毒　用于治疗火毒上炎所致咽喉肿痛、口舌生疮，常与硼砂、冰片等制成散剂外用；肠痈初起，可与大黄、败酱草、金银花、牡丹皮、大蒜等同用。

【用法用量】烊化冲服，6~12克。外用治丹毒、乳痈，化水外敷。

【使用注意】芒硝不宜与三棱同用。孕妇忌用。

【现代研究】芒硝具有显著的抗炎、镇痛、泻下的药理作用。其泻下功效的物质基础与硫酸钠密切相关，抗炎机制与前列腺素 E2 密切相关。

【日常妙用】

西瓜霜

材料：新鲜西瓜、芒硝。

制法：取新鲜西瓜，沿蒂头切一厚片作顶盖，挖去瓜瓤及种子，将芒硝填入瓜内，盖上顶盖，用竹签插牢，放入瓦盆内，盖好，置阴凉通风处，待析出白霜时，随时刷下，直至无白霜析出。

用法：片剂，含服。

功效：清热泻火。适用于咽喉肿痛、口舌生疮、牙疳、单双乳蛾等症。

番泻叶

番泻叶味甘苦寒，
归大肠经泻下专。
泻热通便积滞去，
行水消胀腹满缓。

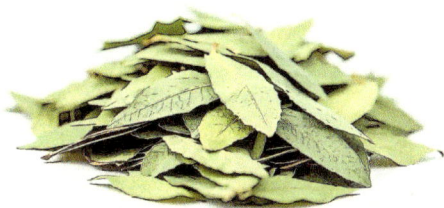

番泻叶，味甘、苦，性寒，归大肠经，主要功效为泻热行滞、通便、利水。其苦寒之性能够泻下通便，能有效清除大肠积热，治疗热结便秘，使大便通畅，改善大便干结难下的情况，并且它还有行水消胀的作用，可用于治疗腹水肿胀，减轻腹部胀满之感。不过，番泻叶刺激性较强，过量服用可能导致腹痛、恶心、呕吐等不良反应。孕妇慎用，因为其峻下之力可能会对身体产生不良影响，如引起流产等。同时，脾胃虚弱者也不宜长期使用，以免损伤脾胃之气。

【主要产地】主要产自广东、云南、海南等地。

【性味归经】味甘、苦，性寒；归大肠经。

【功效主治】

1. 泻热通便　热结便秘，腹满胀痛。

2. 行水消胀　腹水臌胀，大小便不利。

【用法用量】3~6克，入煎剂宜后下，或开水泡服。

【使用注意】孕妇慎用。

【现代研究】番泻叶主要含有蒽醌类、黄酮类、多糖和挥发油等化学物质，具有泻下、抑菌、止血、调节免疫功能与抗氧化等作用。临床主要用于急性胃及十二指肠出血、急性胰腺炎、胆囊炎、胆结石、细菌性痢疾、便秘等疾病的治疗。

【日常妙用】

大青番泻叶茶

材料：大青叶 10 克，番泻叶 3 克。

制法：将大青叶、番泻叶洗净切碎，用沸水冲泡后服用。

用法：适量，连服 3~5 天，不可久服。

功效：清热解毒，泻火通便。适用于口腔糜烂、口臭口渴、腹胀腹痛、大便秘结等症。

第二节　润下药

润下药以润肠通便为主要功效，用于治疗肠燥便秘，即大便干燥、排便困难。本类药物多为富含油脂的植物种仁或其他性质滋润的药物，味甘而药性平和，能润滑大肠，使大便易于排出，一般不会引起腹泻。

肠燥便秘多为年老津枯、产后血虚、热病伤阴或失血所致，故多与相应的补虚药物同用。使用本类药物需根据病情适当配伍，热盛津伤者宜与清热养阴药同用，血虚者宜与补血药同用，气滞者宜与行气药同用，气虚者宜与益气药同用。

火麻仁

火麻仁味甘性平，
归脾胃肠润下灵。
滋养补虚肠燥解，
津亏秘结自能宁。

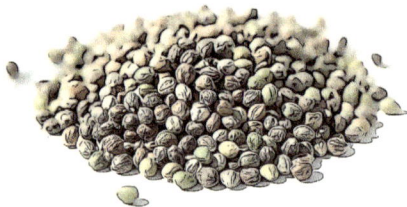

火麻仁，味甘，性平。归脾、胃、大肠经。有润肠通便、滋养补虚之效。其质润多脂，能润肠燥，可有效治疗津血不足所致的肠燥便秘，使大便干结难解之症得以舒缓。因其甘平滋养，故对于老年人、产妇及体弱津亏的大便秘结者尤为适宜，既能通利大便，又可滋养身体，缓解因便秘引起的不适，帮助恢复肠道的正常传导功能。然而，大量食用火麻仁可能导致中毒，出现恶心、呕吐、腹泻等表现，故不宜过量服用。

【主要产地】主要产自山东、浙江、河北、江苏及东北等地。

【性味归经】味甘，性平；归脾、胃、大肠经。

【功效主治】润肠通便。用于治疗津血不足的肠燥便秘，常与当归、桃仁、生地黄等同用。

【用法用量】煎服，10~15克。生用或微炒后打碎入煎。

【使用注意】孕妇及习惯性流产者忌用。过量摄入可致中毒。

【现代研究】火麻仁是国家卫生健康委公布的药食同源类中药材之一，在治疗神经系统疾病、便秘、心血管疾病等方面具有极大的药物开发潜力。火麻仁含有丰富的营养物质，可将其开发成食品及保健品。火麻仁具有抗氧化、抗炎、抗衰老的作用，可以开发以火麻仁油为原料的化妆品。此外，火麻仁油能改善小鼠的抑郁行为及认知能力，并降低 IL-1β 的表达；大麻二酚可改善小鼠的焦虑症状，提高学习和认知功能，抑制脑皮质和海马的炎症反应。

【日常妙用】

麻仁苏子粥

材料：火麻仁 15 克，紫苏子 10 克，粳米适量。

制法：将火麻仁、紫苏子加水研磨，取汁分两次煮粥食。

用法：每日分两次服用。

功效：益气和胃，补脾润肠。适用于气虚型便秘。

（彭伟军、徐霞）

第七章 祛痰止咳平喘药

凡以祛痰或者消痰为主要作用，治疗痰多咳嗽或者痰饮气喘、咳痰等证的药物，称为化痰药。根据化痰药的药性和主治差异，一般将其分为清化热痰药和温化寒痰药两类。

第一节 清热化痰药

清热化痰药偏于寒凉，有清热化痰的作用，有一部分药物还有润燥作用，能治疗因热痰导致的胸闷咳喘、瘿瘤、癫痫惊厥等。代表药物有贝母、瓜蒌、昆布等。

胖大海

胖大海味甘性寒，
清热利咽效果佳。
润肺开音功效好，
润肠通便亦靠它。

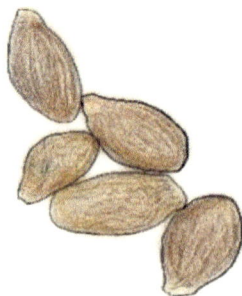

胖大海又名大海、大海子、胡大海。其泡水饮用时味道清甜，性寒。归肺经，具有清热润肺、利咽开音的功效，对肺热引起的声音嘶哑、咽喉肿痛等症状有较好的治疗效果。胖大海还归大肠经，具有润肠通便的作用，可用于治疗肠燥便秘等病症。

使用方法上，胖大海可以沸水泡服或煎服，常用量为2~3枚。需要注意的是，胖大海性寒，因此脾胃虚寒体质的人应慎用。风寒感冒引起的咳嗽、咽喉肿痛，以及肺阴虚导致的咳嗽患者也不宜使用胖大海。

【主要产地】主要产自泰国、马来西亚、越南、柬埔寨、印度等国。

【性味归经】味甘，性寒；归肺、大肠经。

【功效主治】

1. 清热润肺，利咽开音　胖大海能治疗肺热导致的声音嘶哑、咽喉肿痛、干咳无痰，还能治疗牙痛、眼睛发红、痔疮等。

2. 润肠通便　胖大海能润肠通便，治疗燥热便秘。

【用法用量】2~4枚，沸水泡服或煎服。

【使用注意】胖大海性寒，不宜长期饮用。脾胃虚寒、风寒感冒引起的咳嗽、咽喉肿痛，不宜使用胖大海。

【现代研究】胖大海主要含有糖类、生物碱类、黄酮类、有机酸类等化合物。胖大海富含的糖类，主要为半乳糖、葡萄糖、木糖、半乳糖醛酸等，其游离脂肪酸主要为亚油酸、油酸等；还含有一些微量元素，如钙、镁、钾等。现代药理研究表明，胖大海具有抗炎、解热镇痛、抑菌、通便、免疫调节等作用，对热证导致的慢性咽炎具有良好的临床疗效。

【日常妙用】

1. 胖大海柑橘饮

材料：胖大海2个，桔梗10克，甘草6克。

制法：胖大海、桔梗、甘草三味药材煎汤服用。

用法：每日分2次服用。

功效：清热润肺，利咽消肿。适用于肺热引起的咳嗽、咽喉疼痛、声音嘶哑等。

2. 胖大海茶

材料：胖大海3个，适量的糖或蜂蜜。

制法：将胖大海用沸水浸泡，可根据个人喜好加糖或者少量蜂蜜。

用法：代茶饮。

功效：清热润肠，通便。适用于风热犯肺引起的干咳无痰、声音嘶哑、咽喉肿痛等症。

枇杷叶

枇杷叶苦平，
清肺止咳灵。
降逆能止呕，
和胃效力行。

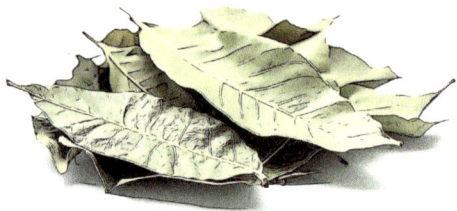

枇杷叶又名卢橘，味苦，性微寒，归肺、胃经。

枇杷叶能止咳平喘，可治疗嗓子干痒、咳嗽不停等症状；能清肺化痰，让呼吸更顺畅；能降逆止呕，当胃里难受、恶心反胃时，可用它来"安抚"。

枇杷叶的用法很简单，即将枇杷叶洗净，去掉表面的茸毛，然后煮水喝。当然，也可以将它和其他药材搭配，如与桑叶、菊花同用，做成清凉的茶饮，既能解渴又能养生。不过，寒咳、胃寒者需遵医嘱使用。

【主要产地】主要产自广东、陕西、甘肃、江苏、浙江、江西、福建、四川、贵州、安徽等地。

【性味归经】味苦，性微寒；归肺、胃经。

【功效主治】

1.清肺止咳　枇杷叶有清肺化痰、下气止咳的作用，可治疗风热燥火引起的咳嗽。

2.降逆止呕，清胃热　常与陈皮、竹茹等同用。

【用法用量】内服：煎汤，5～10克，大剂量可用至30克，鲜品15～30克；或熬膏，或入丸、散。止咳，炙用；止呕，生用。

【使用注意】入汤剂，需包煎。枇杷叶性微寒，故胃寒呕吐及风寒咳嗽者禁服。

【现代研究】

(1)抗炎：枇杷叶三萜酸能减少大鼠慢性支气管炎模型中肺组织白细胞介素-8(IL-8)、肿瘤坏死因子-α(TNF-α)含量，降低支气管肺泡灌洗液中白细胞、中性粒细胞及肺泡巨噬细胞的比例，抑制大鼠肺泡支气管上皮的核因子-κB（NF-κB）和细胞黏附分子-1（ICAM-1）表达，增加肺组织 IL-10 含量。该研究表明，枇杷叶具有抗炎的作用。

（2）祛痰、止咳：有研究表明，从枇杷叶中分离的部分及单体成分，如枇杷苷、乌索酸和总三萜酸，具有很好的抗炎、止咳作用。

（3）抗肺纤维化：研究发现，枇杷叶三萜酸能明显减轻肺纤维化模型中肺纤维化的增生程度。

（4）止呕：枇杷叶能降低顺铂所致的小鼠呕吐模型脑组织中多巴胺和5-羟色胺的含量。这表明枇杷叶具有止吐的作用。

（5）抗肿瘤。

（6）降血糖。

（7）护肝。

【注意事项】枇杷叶的炮制需去毛净制，蜜炙时炼蜜用量、闷润时间、炒制火候皆有讲究。炮制不当会影响药效，且其性微寒，自行用药难以控制剂量与病症适配，易伤脾胃或延误病情，必须遵医嘱，经专业炮制后使用。因此，建议患者日常不要自行使用此药。

第二节　温化寒痰药

温化寒痰药偏温燥，能燥湿化痰、祛寒温肺，适用于寒痰、湿痰引发的咳嗽、阴疽流注等。代表药物有法半夏、白前、苦杏仁、桔梗、旋覆花等。

法半夏

半夏归脾胃肺经，
燥湿化痰效力强。
降逆止呕又和胃，
消痞散结亦可行。

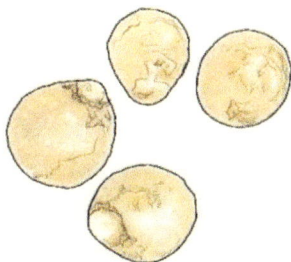

半夏又名地文、水玉、示姑、羊眼半夏、蝎子草。半夏味辛，性温，有毒，归脾、胃、肺经。其燥湿化痰之力强，是治疗湿痰、寒痰的要药，可有效缓解咳嗽、痰多等症状。半夏还能降逆止呕、调和胃气，对于痰湿中阻、胃气上逆之呕吐有良好的疗效。此外，半夏具有消痞散结的功效，可用于治疗胸脘痞闷、梅核气等病症，能消除痞满之证，使气机通畅。

【主要产地】主要产自四川、湖北、安徽、贵州等地。洗净晒干者为"生半夏"；经生姜制者称"姜半夏"；经石灰制者称"法半夏"。

【性味归经】味辛，性温；有毒；归脾、胃、肺经。

【功效主治】

1. 温化寒痰　用于治疗寒饮伏肺，常与干姜、桂枝、细辛等同用。

2. 燥湿化痰　用于治疗湿痰阻肺，常与陈皮、茯苓、甘草等同用。

3. 降逆止呕　用于治疗痰饮犯胃，常与生姜同用；用于治疗胃热呕吐，常与黄连、竹茹同用；用于治疗胃寒干呕、吐涎沫，常与干姜同用。

4. 消痞散结　用于治疗痰气郁结所致的梅核气，常与厚朴、生姜、苏叶等同用；用于治疗瘿瘤痰核，常与昆布、海藻等同用。

【用法用量】煎服，3~10克，宜制用。降逆止呕多用姜半夏；燥湿止咳多用法半夏；生半夏擅长治疗水饮过多造成的肿瘤硬块，治疗时可以用生半夏在皮肤上滚动。

【使用注意】阴虚燥咳者忌用。半夏反乌头、附子。如果患者口渴，一般不使用半夏。

【现代研究】半夏多糖在小鼠模型体内具有抗肿瘤活性，这可能与提高机体酶活性、增强机体清除多余自由基的能力有关。

白　前

白前辛苦性微温，
降气化痰功效真。
肺气壅实诸般咳，
用之得法可除根。

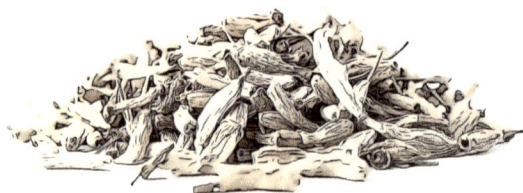

白前又名芫花叶、水竹消、消结草等。白前味辛、苦,性微温,归肺经。白前有降气、化痰、止咳的功效。无论是外感风寒,还是内伤痰湿引发的咳嗽,如晨起咳个不停或遇冷咳声加剧,白前都能派上用场,能理顺肺气,驱散痰液,减轻咽喉与胸腔的不适。

其使用方法多样且简便。常见的是与紫菀、款冬花等药材配伍成方,煎煮服用,协同发挥止咳平喘之力。日常保健中,也可将适量白前与桔梗、甘草煮水代茶饮。不过,中药使用讲究辨证,服用前最好咨询医生,以确保对症、安全。

【主要产地】主要产自江苏、浙江、安徽、福建、江西、湖北、湖南、广东、广西和四川等地。

【性味归经】味辛、苦,性微温;归肺经。

【功效主治】降气、化痰、止咳。白前性微温,擅长祛痰,无论是寒或热导致的咳嗽,还是外感或内伤之咳嗽,抑或是新咳或久咳都可以使用白前。

【用法用量】煎服,3~10克。

【现代研究】目前,从白前中已分离得到多种化合物,包括三萜类、黄酮类、苯酮及其衍生物、甾醇类、木脂素类、挥发油类等。

(1)镇咳祛痰:柳叶白前石油醚提取物和醇提物有镇咳效果;柳叶白前醇提物及石油醚提取物、水煎液均有祛痰效果。柳叶白前能抑制碳酰胆碱和乙酰胆碱引发的气管收缩,从而起到治疗咳嗽的作用。

(2)抗炎镇痛:研究发现,在小鼠腹腔巨噬细胞体外炎症模型中显示出抗炎活性。

(3)抗肿瘤:白前中的多种化学成分对多种癌细胞株也表现出一定的抑制作用。

(4)抗血栓。

(5)抗感染、抗病毒。

【日常妙用】

白前煮猪瘦肉

材料:白前1克,料酒10克,小葱10克,味精3克,猪瘦肉500克,生姜5克,盐适量。

制法:将白前研成细粉;猪瘦肉洗净,切成3厘米见方的块,姜切片,葱切段。随后将白前粉、猪瘦肉、料酒、姜、葱同放入炖锅内,接着加水1500毫升,置武火上烧沸,再用文火炖煮35分钟,加入盐即可。

用法:吃猪肉,喝汤。

功效：祛痰、降气、止咳。适用于慢性喘息性支气管炎、咳嗽痰多而不爽、气逆喘促等症。

苦杏仁

苦杏仁性温味苦，
止咳平喘效力著。
润肠通便亦常用，
降气化痰功效可。

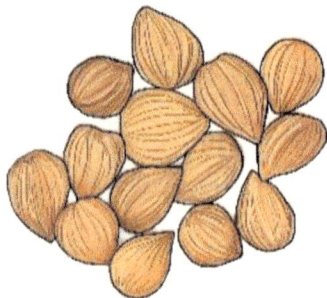

苦杏仁又名杏核仁、杏子、木落子、杏梅仁、甜梅。

苦杏仁味苦，性微温，有小毒，归肺、大肠经。其主要功效为止咳平喘，是治疗多种咳喘病证的要药，无论新久、寒热咳嗽，皆可配伍使用。同时，苦杏仁还能润肠通便，可用于肠燥便秘等症，并且其降气化痰之力也较强，对于肺气上逆之咳嗽、气喘等症有较好的治疗作用。

使用方法上，苦杏仁可以煎汤服用，但需注意剂量，因为过量可能会导致中毒。通常，苦杏仁会与其他药材如贝母、桔梗等配伍，以增强疗效。在治疗咳嗽痰多时，苦杏仁常被用作辅助药材，帮助缓解症状。使用时请遵医嘱，以确保安全有效。

【主要产地】主要产自我国东北、华北、西北、内蒙古、新疆及长江流域。

【性味归经】味苦，性微温；有小毒；归肺、大肠经。

【功效主治】

1. 降气止咳平喘　苦杏仁是治疗咳喘的要药，能够去浊痰。配伍麻黄、甘草，可治疗风寒咳喘。配伍桑叶、菊花可治疗风热咳嗽。配伍桑叶、川贝母、沙参可治疗燥热咳嗽。配伍石膏等，可治疗肺热咳喘。

2. 润肠通便　苦杏仁，质地润而多脂，常配伍柏子仁、郁李仁等以润肠通便。

【用法用量】煎服，3~10克，入煎剂最好打碎，也可以入丸剂或者散剂。

【使用注意】阴虚咳喘或者阴虚导致的腹泻者忌用。药物剂量不能过大，婴儿慎用。

【现代研究】苦杏仁主要含有氰类、蛋白质类、糖类、氨基酸类、脂肪类、挥发油、纤维素类及微量元素等成分。苦杏仁中还含有黄酮等多酚类成分。现代药理学研究发现，苦杏仁具有镇咳平喘、抗炎镇痛、抗氧化、抗肿瘤、抗纤维化、杀虫、降血糖、降血脂、抗消化性溃疡等作用。

【日常妙用】

1.西芹杏仁炒虾仁

材料：虾仁 100 克，西芹 100 克，苦杏仁 5 个，食盐适量。

制法：将虾仁开背去黑线，洗净。西芹斜切成段，在开水中焯一下。热锅，将虾仁置于七分热的油中迅速翻炒，待虾仁变色、弯曲后盛出。再热锅，加入少量油，爆香蒜、葱，然后依次倒入西芹、虾仁和苦杏仁翻炒均匀，加适量食盐，即可出锅。

用法：作菜食用。

功效：润肺止咳，润肠通便。适用于干咳无痰、肺虚久咳等症。

2.红薯杏仁

材料：苦杏仁 5 个，红薯干 20 克，糖 100 克。

制法：锅中放入少许水，加入糖，用中高火加热，把糖炒至黏稠状。放入苦杏仁，再炒 2 分钟，将糖完全裹在苦杏仁上，出锅。将出锅的苦杏仁倒入盘中晾凉。待苦杏仁完全冷却后，与红薯干拌匀即可食用。

用法：作甜品，适量食用。

功效：消食导滞，润肺养颜。可以促进皮肤循环，使皮肤红润有光泽。

桔　梗

桔梗性平味苦辛，
宣肺祛痰效果好。
利咽排脓功效著，
载药上行亦可行。

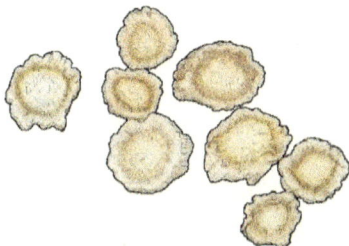

桔梗又名包袱花、铃铛花、僧帽花。桔梗味苦、辛，性平，归肺经，以宣肺祛痰为主要功效，是治疗咳嗽痰多等肺气不宣的常用药。桔梗还能利咽排脓，对于咽喉肿痛、肺痈吐脓等病症有治疗效果。此外，桔梗还具有载药上行的特点，在一些方剂中可作为引经药使用，引领诸药到达病所。

在使用方法上，桔梗可以单独煎汤服用，也可以与其他药材（如甘草、百部等）配伍，以增强疗效。在治疗咳嗽和咽喉不适时，桔梗常被用作主要药材，帮助缓解症状。使用时最好遵医嘱，以确保安全有效。

【主要产地】主要产自安徽、江苏及山东等地。

【性味归经】味苦、辛，性平；归肺经。

【功效主治】桔梗是宣肺祛痰的主要药物。

1.开宣肺气，祛痰　无论浓痰、稀痰、白痰、黄痰均可用桔梗治疗。治疗风寒咳嗽，本品常配伍苦杏仁、紫苏叶、陈皮等；治疗风热咳嗽，本品常配伍薄荷、牛蒡子、蝉蜕等；治疗痰阻气滞，常与瓜蒌、枳壳等配伍。

2.排脓　桔梗有排脓之效，能治疗痰黄腥臭、胸痛的肺痈。桔梗配伍甘草可以排脓。

【用法用量】煎服，3~10克。

【现代研究】桔梗中含有多种植物甾醇，以及三萜皂苷、黄酮类、酚酸类和多糖。

（1）祛痰、镇咳、抗炎：桔梗的抗炎活性主要由桔梗皂苷 D 和桔梗皂苷 D_3 发挥主要作用。桔梗水提物可通过抑制卵清蛋白减少黏液分泌，从而减少痰液。

（2）抗肿瘤及免疫调节：桔梗皂苷 D 能诱导人肺癌细胞株 A549 和结肠癌细胞凋亡，且对人肝癌 Bel-7402、胃癌 BGC-823、乳腺癌 MCF-7 细胞株的体外增殖有抑制作用。

（3）降血糖：桔梗总皂苷有降血糖的作用。

（4）抗疲劳：桔梗乙醇提取物有良好的抗疲劳功效。

（5）降血脂：去芹糖桔梗皂苷 D 和桔梗皂苷 A、C、D 都对胰脂肪酶有抑制作用，可抑制小肠对食物中脂肪的吸收。

【日常妙用】

1.桔梗甘草茶

材料：桔梗100克，甘草100克。

制法：将桔梗、甘草打粉，和匀过筛，分包，每包 10 克。

用法：用沸水泡服，每次 1 包，代茶饮。

功效：宣肺利咽，清热解毒，止咳化痰。适用于支气管炎引起的咳嗽、咳痰及喘息等症。

2. 蒲公英桔梗汤

材料：鲜蒲公英 20 克，桔梗 10 克。

制法：将蒲公英洗净切碎，同桔梗共入锅中，水煎去渣取汁半碗。

用法：每日 1 剂，连服 3~5 日。

功效：祛痰疗痈，消炎镇痛。适用于肺痈及小儿肺炎引起的咳嗽痰多、气壅不顺等症。

旋覆花

旋覆花苦辛咸温，
降气化痰是良方。
止呕噫气行水妙，
胸胁满闷用之强。

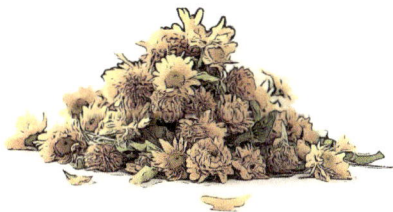

旋覆花又名金沸草、百叶草。旋覆花味苦、辛、咸，性微温，归肺、脾、胃、大肠经。其善于降气化痰，可用于治疗痰浊阻肺等导致的咳嗽痰多等症，且能止呕嗳气，对胃气上逆引起的嗳气、呕吐等症有缓解作用。此外，旋覆花还可消痰行水，对胸胁胀满、痰饮蓄结等情况有较好的疗效。

使用方法上，旋覆花可以煎汤服用，通常与其他药材如前胡等配伍，以增强疗效。在治疗咳嗽和胃气上逆时，旋覆花常被用作辅助药材，以帮助缓解症状。使用时请遵医嘱，以确保安全有效。

【主要产地】主要产自广东、华北、内蒙古等地，以及长江流域下游各省。

【性味归经】味苦、辛、咸，性微温；归肺、脾、胃、大肠经。

【功效主治】

1. 降气化痰　旋覆花常与生姜、半夏等配伍，治疗寒痰咳喘。旋覆花也可与桔梗、桑白皮等配伍，治疗痰热咳喘。

2. 止呕噫气　旋覆花与代赭石、半夏、生姜等配伍，可治疗脾胃气虚、痰湿上逆引起的呕吐。

【用法用量】3~10克，包煎。

【现代研究】旋覆花的主要化学成分是萜类化合物(倍半萜内酯、二萜和三萜类化合物)、黄酮及类固醇等。旋覆花有抗癌、抗氧化、抗炎、神经保护和肝细胞保护活性的作用。其水提物和醇提物有止咳化痰作用，动物实验证明旋覆花能减少咳嗽次数、延长咳嗽潜伏期。

【日常妙用】

1. 旋覆花鱼肚汤

材料：旋覆花15克，代赭石15克，人参15克，鱼肚250克，炙甘草5克，大枣6枚，生姜6片，葱、料酒、食盐各适量。

制法：将鱼肚洗净切块，其余材料装成药包与鱼肚下锅，加生姜、葱、料酒、水。大火煮沸后改小火煮30分钟，去药包，调入食盐。

用法：吃鱼肚，喝汤。

功效：补脾胃，增食欲，消癌肿。适用于幽门癌患者。

2. 旋覆花粥

材料：旋覆花10克，郁金10克，丹参15克，粳米100克，葱白适量。

制法：将旋覆花、郁金香、丹参装成药包，加水煎煮至水剩一半时取汁。粳米加水煮成粥，水沸后加入药汁。最后放入葱白，煮3分钟。

用法：每日分2次服用。

功效：降气止呕，消痰行水。适用于咳喘痰多、胸膈满闷、呕吐反哕者。

（尚姣　陈浦伟）

第八章　温里药

凡具有温里祛寒作用，治疗里寒证的药物，称为温里药。温里药性温热，善于祛除脏腑中的寒邪，能温经散寒，治疗因寒导致的疼痛。部分温里药还具有助阳回阳的功效。温里药多辛热，容易伤阴，因此在天气炎热或者有实热、津血亏虚、阴虚火旺的情况下应慎用。

附　子

附子辛甘性大热，
回阳救逆效力速。
补火助阳祛寒痹，
阳虚诸证可消除。

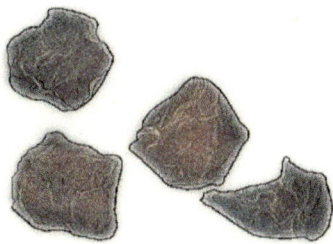

附子又名附片、乌头，味辛、甘，性大热，有毒，归心、肾、脾经。其回阳救逆的功效显著，是治疗亡阳证的要药，能迅速挽回散失的阳气。同时，附子还具有补火助阳的作用，可用于治疗各种阳虚证，如肾阳虚之阳痿宫冷、脾阳虚之脘腹冷痛等。此外，它还能散寒止痛，对寒湿痹痛等也有较好的治疗效果。

在使用附子时，内服推荐用量为3~15克，需先煎、久煎。由于附子具有毒性，使用时应严格遵医嘱，孕妇禁用，不宜与半夏、瓜蒌、天花粉、贝母、白蔹、白及同用。贮藏时，盐附子应密闭，置阴凉干燥处；黑顺片及白附片应置干燥处，防潮。

【主要产地】主要产自四川、湖北、湖南等地。

【性味归经】味辛、甘，性大热；有毒；归心、肾、脾经。

【功效主治】

1. 扶元回阳，补火退寒　附子能助心阳、温脾阳、补肾阳，是"回阳救逆第一品药"。附子常与干姜、甘草配伍，治疗亡阳证。

2. 补火助阳　附子配伍肉桂、山茱萸、熟地黄等，治疗命门火衰、阳痿滑精、肾阳不足、宫寒不孕等。附子配伍党参、茯苓、白术、干姜等，治疗脾肾阳虚。

3. 散寒止痛　附子可治疗风寒湿痹导致的周身关节疼痛。

【用法用量】煎服，3~15克。注意：本品有毒，宜先煎0.5~1小时，口尝无麻辣感即可。

【使用注意】孕妇及阴虚阳亢者不可服用。附子反半夏、瓜蒌、贝母、白蔹、白及。生品外用，内服需要炮制。如果服用过量，或者煎煮不当，会引起中毒。

【现代研究】

1. 强心作用　附子中的生物碱类去甲乌药碱有强心的作用；乌头原碱有抑制心肌收缩力、降压的作用；去甲猪毛菜碱有增加心脏收缩频率、升压的作用；附子苷有强心的作用；香豆素苷有增加外周血流量的作用；尿嘧啶和氯化甲基多巴胺有强心、升压的作用。

2. 抗心律失常　动物实验证明，附子提取物可以减轻动物缺氧和急性心肌缺血的程度。

3. 降压　附子与干姜配伍可以改善冠脉血流，从而改善心肌缺血。

4. 提高免疫力　实验证明，附子多糖可以增强正常小鼠的免疫功能。

5. 抗炎、镇痛　研究发现，3种单酯型生物碱——苯甲酰中乌头原碱、苯甲酰乌头原碱、苯甲酰次乌头原碱对脂多糖刺激的巨噬细胞均有抗炎作用。

6. 抗衰老　附子可减少自由基生成，调控代谢相关的基因表达。

7. 抗肿瘤　研究发现，白附子生品和加压炮制品提取物均有一定的抗肿瘤作用。

肉 桂

肉桂辛甘热纯阳，
补火助阳引火降。
散寒止痛温经脉，
阳虚寒凝用之良。

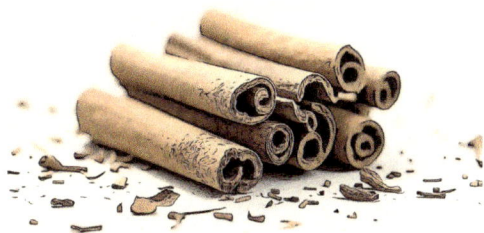

肉桂又名菌桂、玉桂、桂皮，味辛、甘，性大热，归肾、脾、心、肝经，具有纯阳之性。其主要功效为补火助阳，可用于治疗肾阳虚衰、命门火不足等证。同时，肉桂还能引火归元，使虚浮之火下归肾。在散寒止痛方面，肉桂对于寒邪内侵、脾胃虚寒、寒凝血滞等所致的疼痛，均有良好的缓解作用。此外，它还可温通经脉，对寒凝血瘀所致的痛经、经闭等妇科病症及寒湿痹痛等也有一定的治疗效果。

【主要产地】主要产自广东、广西、海南、云南等地。

【性味归经】味辛、甘，性大热；归肾、脾、心、肝经。

【功效主治】

1. 补火助阳，益阳消阴　肉桂是治疗命门火衰的要药，常与附子、熟地黄、山茱萸配伍，治疗肾阳不足所致的阳痿、宫冷。

2. 散寒止痛　肉桂善祛散沉寒，可治疗脾胃虚寒或寒邪导致的脘腹冷痛。肉桂配伍吴茱萸和小茴香，可治疗寒疝腹痛。

3. 温通经脉　肉桂能温通辛散、行气血、通经脉。治疗风寒湿痹，肉桂常与独活、杜仲、桑寄生等配伍。治疗寒邪导致的胸痹心痛和胸阳不振，肉桂常与附子、干姜等同用。肉桂与鹿角胶、炮姜等配伍，可治疗血滞痰阻、阳虚寒凝导致的阴疽、流注。肉桂常与当归、川芎、小茴香同用，治疗寒凝血滞导致的闭经、痛经。

4. 引火归元　肉桂与山萸肉、五味子、人参配伍，治疗虚阳上浮。

【用法用量】煎服，1～4.5克，后下；研末服用，每次1～2克。

【使用注意】阴虚火旺、里有实热、血热妄行出血者及孕妇忌用。肉桂畏赤石脂。

【现代研究】肉桂中的化学成分有挥发油、萜类、黄烷醇类、酚酸类、木脂素类、多糖类等。

(1)抗炎、免疫调节：肉桂及其提取物、挥发油等能够调节炎症相关通路，抑制炎症因子的释放。

(2)抗病原微生物：肉桂具有抗病原微生物的作用。

(3)改善糖脂代谢：肉桂油能改善胰岛素抵抗小鼠的糖脂代谢。

(4)抗氧化、抗衰老。

【日常妙用】

1. 肉桂米酒粥

材料：肉桂 3 克，米酒 1~2 汤匙，米适量。

制法：将肉桂洗净，浸泡数分钟。将米放入锅内加水，小火煮至粥状，然后将肉桂放入粥内，再煮 3~5 分钟。最后将米酒倒入，搅匀即可。

用法：每日 1 次，温服。

功效：温肾壮阳，祛寒止痛。适用于肾虚腰膝冷痛、四肢冰冷、夜多小便等症。

2. 肉桂粳米粥

材料：肉桂 1~2 克，粳米 100 克，白砂糖适量。

做法：先将肉桂研成细末，再将粳米、白砂糖共入砂锅内，加水煮为稀粥。然后将肉桂末调入粥中，改用文火煮沸，待粥稠后停火即可。

用法：每日 2 次，早、晚温服。

功效：温中壮阳，散寒止痛。适用于虚寒性痛经，以及脾阳不振引起的脘腹冷痛、饮食减少、消化不良、大便稀薄等症。

3. 二皮牛肉汤

材料：牛肉 1000 克，陈皮、桂皮、砂仁各 5 克，生姜 3 片，食盐适量。

做法：先将牛肉洗净、切块，加水炖至半熟，然后放入陈皮、桂皮、砂仁、生姜(布包)，煮至牛肉烂熟，加食盐调味。

用法：吃牛肉，喝汤。

功效：补中益气，滋养脾胃。适用于脾胃亏虚所致的纳差食少、脘腹胀满、疲软乏力等症。

干 姜

干姜辛热脾胃经，
温中散寒止疼痛。
回阳通脉助阳气，
温肺化饮止咳灵。

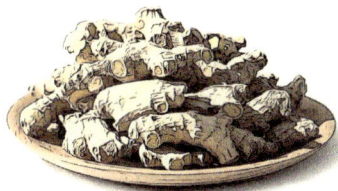

干姜味辛，性热，归脾、胃、肾、心、肺经，具有温中散寒的功效，可有效缓解脾胃虚寒所致的脘腹冷痛、呕吐泄泻等症状。在回阳通脉方面，干姜常与附子相须为用，能增强回阳救逆之力，用于治疗亡阳证。此外，干姜还能温肺化饮，对寒饮喘咳等病症有较好的治疗效果，可有效减轻咳嗽、气喘等症状。

【主要产地】主要产自四川、广东、广西、湖南、湖北等地。

【性味归经】味辛，性热；归脾、胃、肾、心、肺经。

【功效主治】

1. 温中散寒　干姜是温暖中焦的要药。治疗脾胃虚寒时常与党参、白术同用。干姜可治疗寒邪导致的腹痛。干姜配高良姜，可治疗胃寒呕吐。

2. 回阳通脉　干姜与附子配伍，可治疗心肾阳虚、阴寒内盛导致的亡阳证。

3. 温肺化饮

【用法用量】煎服，3~10克。

【使用注意】阴虚内热者、血热妄行者忌用。孕妇慎用。

【现代研究】干姜含有的挥发油多为萜类物质，姜辣素是其辛辣的原因。干姜中还含有棕榈酸、胡萝卜苷、环丁二酸酐，以及少量的黄酮类、氨基酸和多糖。

（1）解热、镇痛及抗炎：干姜醇提取物能显著抑制二甲苯造成的小鼠耳壳肿胀和醋酸导致的小鼠扭体反应，表明其具有抗炎镇痛作用。

（2）抑菌：干姜乙醇提取物对金黄色葡萄球菌、肺炎链球菌等有抑菌作用。

（3）对心血管的作用：干姜挥发油可抑制血小板聚集，具有抗血栓的作用。干姜挥发油和姜辣素能改善血液循环。

(4)对消化系统的作用：干姜醇提取物可以保护胃黏膜。

(5)其他：具有抗氧化、止呕、抗缺氧、抗肿瘤、增强免疫功能等多种作用。

【日常妙用】

1. 干姜煮粥

材料：干姜 5 克，粳米 100 克，白糖适量。

制法：将干姜洗净，水煎取汁，加粳米煮粥。待粥沸腾时，调入白糖，煮至粥熟即可。

用法：每日 2 次，早、晚温服。

功效：温中健脾，散寒止痛。适用于脘腹冷痛、呕吐呃逆、泛吐清水、肠鸣腹泻等症。

2. 干姜大枣水

材料：干姜 6 克，大枣 6 枚。

制法：将干姜和大枣洗干净，然后放入水中煮 10 分钟。

用法：每日 2 次，早、晚温服。

功效：补血安神，调理脾胃，祛风散寒。适用于血虚引起的贫血，尤其是缺铁性贫血，以及风寒侵袭引起的发热、咳嗽、头痛等症。

胡 椒

胡椒辛热味纯阳，
温中散寒止痛强。
下气消痰兼开胃，
胃寒呕吐用之良。

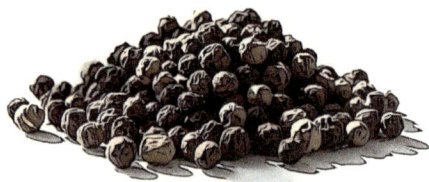

胡椒又名白胡椒、黑胡椒、昧履支、披垒，味辛，性热，具有纯阳之性，归胃、大肠经。其主要功效为温中散寒，能有效缓解胃寒所致的疼痛，对于胃脘冷痛、腹痛泄泻等症状有较好的治疗作用。胡椒还可下气消痰，有助于改善痰气阻滞之症。此外，它能开胃进食，对于胃寒呕吐、食欲不振等情况有一定的缓解效果，可增强食欲，促进消化。

【主要产地】主要产自海南、广东、广西、云南等地。

【性味归经】味辛，性热；归胃、大肠经。

【功效主治】

1. 温中散寒　胡椒能温中散寒止痛。胡椒配伍高良姜、荜茇等，可治疗胃寒脘腹冷痛、呕吐。胡椒和姜半夏做成丸子，治疗反胃。胡椒与吴茱萸、白术配伍，治疗脾胃虚寒引起的腹泻。

2. 下气消痰　胡椒常与荜茇等打成粉末服用，治疗痰气郁滞所致的癫痫痰多。

【用法用量】煎服，2~4克；研末服用，0.6~1.5克。外用适量。

【现代研究】胡椒含有多种成分，包括挥发油、有机酸、酰胺类生物碱、木脂素、酚类及微量元素等。

(1)抗癌作用：胡椒的主要活性成分为胡椒碱，该成分能通过抑制细胞周期的进程和影响凋亡信号通路，抑制多种类型癌细胞的增殖。

(2)抗氧化作用。

(3)抗菌作用：胡椒中的生物碱及挥发油具有抑菌的作用。

(4)抗炎与免疫调节作用：胡椒具有较好的抗炎作用，是一种有效的天然内源性大麻素摄取抑制剂。

(5)对中枢神经系统的调节有保护作用。

(6)抗惊厥、抗抑郁：胡椒及其所含的酰胺类成分在神经退行性疾病方面显示出较好的神经保护作用。

(7)降血糖、降血脂。

【日常妙用】

1. 胡椒鸡汤

材料：胡椒1.5克，生姜3片，鸡1只，食盐适量。

制法：将鸡洗净，放入热水中焯水，加入料酒和生姜，焯好后捞出，用凉水冲洗干净。将鸡放入炖汤锅中，加入姜片、适量食盐和胡椒粉，倒入烧开的水，炖1.5小时以上。

用法：吃鸡喝汤。

功效：补虚损，健脾胃。适用于脾胃虚寒证，症见脘腹冷痛者。

2. 胡椒猪肚汤

材料：猪肚 1 个，胡椒 2 克，生姜 3 片。

制法：将猪肚洗净，放入热水中焯水，加入 3 片生姜。将焯水后的猪肚切成条状，放入炖锅中。加入胡椒和适量清水，慢炖 2 小时以上，至猪肚软烂。

用法：吃猪肚，喝汤。

功效：温中健脾，散寒止痛。适用于脾胃虚寒者。

（尚姣　陈浦伟）

第九章　理气药

凡具有理气功效，以疏通气机、行气解郁为主要作用，治疗气机郁滞诸证的药物，称为理气药，亦称行气药。本类药物主要适用于脾胃气滞、肝气郁结、肺气壅塞等证型。此类药物大多辛温香燥，易耗气伤阴，故气虚、阴虚者慎用。

陈　皮

陈皮辛温，
顺气宽膈，
留白和胃，
消痰去白。

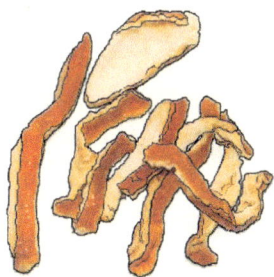

陈皮又名橘皮，来源于芸香科植物橘及其栽培变种的干燥成熟果皮，味辛、苦，性温，归肺、脾经。陈皮可理气健脾、燥湿化痰，用于治疗脘腹胀满、食少吐泻、咳嗽痰多等症状，用量一般为3~9克，煎服。陈皮也常被用于药膳和茶饮。需要注意的是，阴虚燥咳、咯血、吐血或内有实热者慎用陈皮。

【主要产地】主要产自广东、福建、四川、重庆、湖南等地。

【性味归经】味辛、苦，性温；归脾、肺经。

【功效主治】理气健脾，燥湿化痰。适用于胸脘胀满、食少吐泻、咳嗽痰多者。

【用法用量】3~9克。

【使用注意】气虚体燥、阴虚燥咳、吐血及内有实热者慎服。

【现代研究】

1.抗氧化　陈皮中的多糖与黄酮类成分均有显著的清除自由基的能力。

2.促消化　陈皮中的挥发油能增强胃肠道消化功能，促进胃液和消化酶分泌。

3.止咳平喘　陈皮水提物和挥发油能阻断支气管平滑肌的收缩痉挛，具有平喘、镇咳和抗变态反应性炎症的作用。

【日常妙用】

润肺汤

材料：川贝母3克，梨1个，陈皮3克。

制法：将川贝母放在水中浸泡1小时，锅中放入500毫升水，再放入泡好的川贝母，开锅后改用小火煮1个小时。将梨切成小块，与陈皮一起放入锅中，煮2分钟即可。

用法：梨可当顿吃完，汤可续水3~4次饮用。

功效：止咳、化痰、清咽、润肺。适用于阴虚肺燥型咳嗽、痰中夹有少许血丝、痰少等症。

木 香

木香性温味辛苦，
归经脾胃与大肠。
行气止痛功效神，
健脾消食亦擅长。
气滞胸腹胀痛时，
木香调气散来帮。
泻痢里急后重症，
香连丸中显神通。

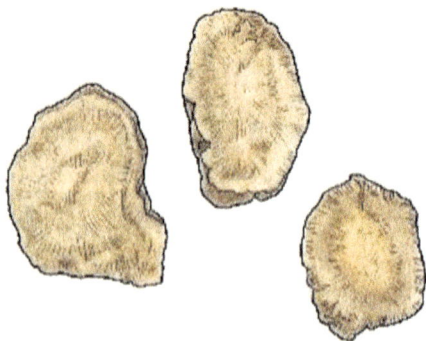

木香别名云木香、川木香，药用部分为菊科植物木香的根。秋、冬季采挖，除去杂质，切段，干燥后去粗皮。木香辛温通散，善于行气而止痛，为行散胸腹气滞常用要药，主治中寒气滞、胸腹胀痛、呕吐、泄泻、下痢里急后重、寒疝。阴虚津液不足者慎服。

【主要产地】主要产自中国陕西、甘肃、湖北、湖南等地，可引种栽培，以云南西北部种植较多，产量较大。

【性味归经】味辛、苦，性温；归脾、胃、大肠、三焦、胆经。

【功效主治】行气止痛，健脾消食。常用于胸脘胀痛、泻痢后重、食积不消等症。

【用法用量】内服：煎汤，3~10克；或磨汁，入丸、散。外用：研末调敷或蜜汁涂。

【使用注意】阴虚津液不足者慎服。

【现代研究】木香对胃排空及肠推进均有促进作用。

【日常妙用】

砂仁木香鸡蛋面

材料：砂仁2克，木香2克，白面粉60克，鸡蛋1个。

制法：将砂仁、木香共研成细粉，与白面粉混匀，打入鸡蛋，加水适量和面，再将面擀成面条即成。

用法：作面条食用。

功效：健脾消食，增进食欲，促进消化。适用于脾胃虚弱、食欲不振者和厌食症患儿。

薤 白

薤白味辛，
散结气凝，
胸痹刺痛，
散血通经。

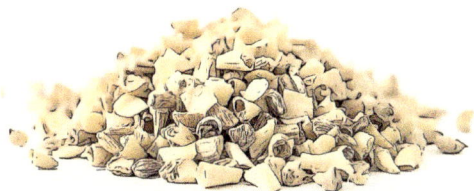

薤白又名小根蒜、团葱，为百合科植物小根蒜或薤的干燥鳞茎。其味辛、苦，性温，归心、肺、胃、大肠经，被广泛用于治疗胸痹心痛等症，具有通阳散结和行气导滞的功效。

【主要产地】除新疆、青海外，全国各省区均产。

【性味归经】味辛、苦，性温；归心、肺、胃、大肠经。

【功效主治】理气宽胸，通阳散结。主治胸痹、心痛彻背、胸脘痞闷。

【用法用量】内服：煎汤，5~10克，鲜品30~60克；或入丸、散，亦可煮粥食。外用：适量，捣敷；或捣汁涂。

【使用注意】气虚者慎服。

【现代研究】

1.抗血小板聚集　薤白具有较强的抑制血小板聚集的作用。

2.抗肿瘤作用　薤白具有良好的抗肿瘤作用，能抑制肺癌、胃癌、肝癌细胞的增殖。

【日常妙用】

薤白人参汤

材料：薤白10克，人参5克，鸡蛋3个。

制法：将人参切成薄片，放入砂锅中，加入适量清水，煎取浓汁；鸡蛋取蛋清；薤白洗净后切碎，放入碗中，加入鸡蛋清，搅匀，然后倒入人参汁中，调匀即可。

用法：每日3次。

功效：下气导滞，和胃益气，散寒通阳。适用于呃逆、反酸、嗳气、冠心病、心绞痛等病症。

沉 香

沉香降气，
暖胃追邪，
通天彻地，
气逆为佳。

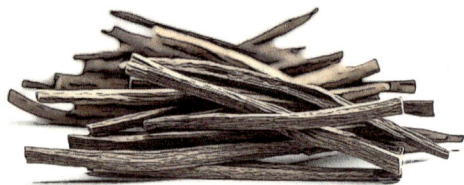

沉香的别名为蜜香、栈香、沉水香，是一种珍贵的药材，来源于瑞香科植物白木香含有树脂的木材。其质重沉降，芳香辛散，能温中降逆、温通祛寒、行气止痛，治疗呕吐呃逆、肾不纳气所致的虚喘以及胸腹胀痛等症状。

【主要产地】主要产自海南、广东、广西、香港、云南等地。

【性味归经】味辛、苦，性温；归脾、胃、肾经。

【功效主治】行气止痛，温中止呕，纳气平喘。用于胸腹胀闷疼痛、胃寒呕吐呃逆、肾虚气逆喘急。

【用法用量】煎汤，1～3克，宜后下；磨汁冲服或入丸、散，每次0.5～1克。

【使用注意】阴亏火旺、气虚下陷者慎服。

【现代研究】

1. 抗菌　沉香精油能抑制金黄色葡萄球菌的活性。

2. 抗肿瘤　人工沉香、天然沉香皆具有抗肿瘤的活性。

【日常妙用】

沉香粥

材料：沉香2克，大米100克，白糖适量。

制法：将沉香研为细末。大米淘净，放入锅内，加适量清水煮粥，待煮至熟时，调入白糖、沉香粉，煮沸即可。

用法：每日1剂，连用3～5日。

功效：行气止痛，降逆调中，温肾纳气。适用于寒凝气滞、胸腹胀闷作痛、胃寒呕吐、呃逆、痰饮咳喘及肾不纳气之虚喘连连者。

（王文波）

第十章　理血药

　　凡能调理血分、治疗血分疾病的药物，称为理血药。血分疾病包含血虚、血热、血瘀、出血四类。治疗时血虚宜补血，血热宜凉血，血瘀宜活血，出血宜止血。补血药及凉血药分别在补益类药及清热类药中叙述，本章节主要介绍活血药及止血药。

第一节　活血药

　　凡以通利血脉、促进血行、消散瘀血为主要作用的药物，称为活血祛瘀药或活血化瘀药，简称活血药。其中活血逐瘀作用较强者，又称破血药。活血祛瘀药具有行血、散瘀、通经、利痹、消肿及定痛等功效，适用于血行失畅、瘀血阻滞之证。本类药物易动血耗血，故有出血倾向者、月经过多的女性及孕妇忌用。

丹　参

丹参味苦性微寒，
活血祛瘀通经善。
凉血消肿清心烦，
藜芦相克莫同安。

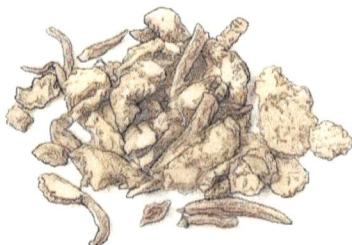

　　丹参，又称为"红根丹参"，是一种常用的中药材，主要来源于唇形科植物丹参的根部。其味苦，性微寒，归心、肝经，具有活血化瘀、通经止痛、凉血消肿、清心除烦的功效。

　　丹参在中医中被广泛应用，尤其适用于血液循环不畅引起的各种问题，如胸痛、心悸、月经不调等。它可以帮助改善血液流动，促进新陈代谢，减轻疼痛。此外，丹参还被认为对心脑血管疾病有一定的保护作用，能够帮助预防心绞痛和中风等疾病。

　　使用丹参的方法多样，既可以煎汤饮用，也可以制成丹参片、丹参胶囊等形式，以方便携带和服用。一般来说，煎汤时取丹参10~15克，加入水煮沸后用小火煮20~30分钟，滤渣后取汁即可。在实际使用中，酒炒丹参能够增加其活血化瘀的作用，但需注意丹参不能与藜芦同用。

　　【主要产地】主要产自辽宁、河北、河南、山东、山西、江苏、甘肃、四川、贵州等地。

　　【性味归经】味苦，性微寒；归心、肝经。

　　【功效主治】

　　1.活血化瘀　用于瘀血阻滞之月经不调、闭经、痛经、产后腹痛等。丹参性微寒，故对血热而有瘀滞者更为适宜，如丹参散，即单取本品研末，陈酒送服；若与吴茱萸、肉桂等配伍，也可用于治疗寒凝血滞证。

　　2.通经止痛　用于治疗各种瘀血病症。治胸痹心痛、脘腹刺痛，可配伍檀香、砂仁，如丹参饮；用于治疗跌打损伤，可与乳香、没药等配伍，如活络效灵丹。

　　3.凉血消肿　用于治疗热毒所致的疮疡痈肿，常与金银花、连翘、白芷、赤芍等同用；治风湿热痹，常与忍冬藤、赤芍、桑枝等同用。

　　4.清心除烦　用于治疗热扰心神所致心烦不寐，常与黄连、金银花、连翘、淡竹叶等同用，如清营汤；治血不养心之心悸不寐，多与酸枣仁、柏子仁、生地黄等同用，如天王补心丹。

　　【用法用量】煎服，5~15克。活血化瘀宜酒炒。

　　【使用注意】孕妇慎用。不宜与藜芦同用。

　　【现代研究】基于数据挖掘发现，丹参在心脑血管疾病、肾病、皮肤病及妇科不孕等疾病中较为常用。如冠心病心绞痛、慢性心律失常、短暂性脑缺血发作、肾衰竭、糖尿病肾病、过敏性紫癜、银屑病、输卵管性不孕症。研究表明，丹参的主要有效成分分为水溶性丹酚酸类和脂溶性丹参酮类两大类，其中包括丹参酮ⅡA、隐丹参酮、丹参酮Ⅰ和丹酚酸B等。

【日常妙用】

丹参大枣粥

材料：丹参15克，大枣30克，粳米100克，红糖20克。

制法：将丹参、大枣洗净，放入药罐中，加适量清水，浸泡片刻。将药煮沸15分钟，去渣取汁，与粳米一同煮成粥。待粥熟后调入红糖即可食用。

用法：每日2次，7~10日为1个疗程，连用2~3个疗程。

功效：理气行滞，活血化瘀。适用于风湿性心脏病气滞血瘀证。

桃 仁

桃仁性平味苦甘，
有小毒性效力全。
活血祛瘀润肠便，
消痈并能止咳喘。

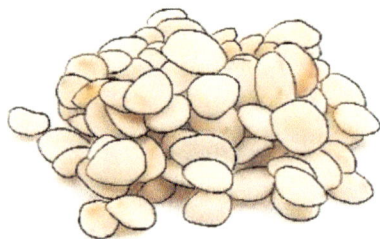

桃仁别名核桃仁、毛桃仁、扁桃仁、大桃仁，是蔷薇科植物桃或山桃的干燥成熟种子，经炮制后入药。其味甘、苦，性平，主要归心、肝、大肠经。它不仅是我们熟悉的水果桃的种子，更是中医药宝库中的一颗明珠。

桃仁的主要功效为活血化瘀、润肠通便、消散内痈、止咳平喘，常用于治疗血液循环不畅引起的各种问题，如痛经、胸痛及便秘等。在女性健康方面，桃仁被广泛应用于调理月经不调和改善皮肤状况，常被称为"美容药"。

总之，桃仁具有多种保健功效，是日常生活中不可忽视的健康小帮手！无论是调理身体还是美容养颜，桃仁都是一个值得尝试的选择。

【主要产地】全国各地均产，主要产自辽宁、河北、河南、山东、四川、云南等地。

【性味归经】味苦、甘，性平；有小毒；归心、肝、大肠经。

【功效主治】

1.活血化瘀　用于痛经、血滞经闭、产后瘀滞腹痛、癥瘕（腹内结块）、跌打损伤、瘀阻疼痛等症。用于治疗下焦蓄血之经闭、痛经，常配伍大黄、桂枝等，如桃核承气汤；用于治疗产后瘀滞腹痛，多与炮姜、川芎等同用，如生化汤；用于治疗气虚血瘀之中风，多与黄芪、川芎、归尾等同用，如补阳还五汤；用于治疗跌打损伤所致的瘀血疼痛，常与红花、当归等配伍为用，如复元活血汤。

2.润肠通便　用于治疗津枯血虚、大便秘结，常与柏子仁、火麻仁、松子仁等同用，如五仁丸。

3.消散内痈　用于治疗肺痈、肠痈等。若用于治疗肺痈，宜配伍苇茎、冬瓜子等药物，如苇茎汤；若用于治疗肠痈，多与大黄、牡丹皮等配伍为用，如大黄牡丹汤。

4.止咳平喘　桃仁味苦，苦能降肺，故可用于治疗咳嗽气喘证。在实际应用中，桃仁可与粳米煮粥食用，也可与苦杏仁配伍使用。

【用法用量】4.5~9克，水煎服或入丸散。

【使用注意】有小毒，不可过量，过量可致中毒，甚至死亡。孕妇忌用。便溏者慎用。

【现代研究】桃仁中含有挥发油、氰苷、黄酮类、脂肪酸类、甾醇类、桃仁蛋白等成分，具有保护心脑血管、抑制动脉粥样硬化、抗炎、抗肿瘤、保护神经、调节免疫、保护肝肾的作用。

益母草

益母微寒味苦辛，
归于肝心膀胱经。
活血化瘀利尿通，
清热解毒孕妇慎。

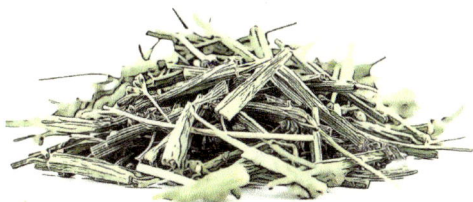

益母草是一种常见的中药材，主要来源于益母草植物的全草，又称益母蒿、坤草、茺蔚。其性微寒，味苦、辛，主要归肝、心包、膀胱经。益母草的名称透露了其特殊功效，尤其适合女性朋友使用。

益母草的主要功效是活血化瘀、利尿通淋、清热解毒，常用于治疗月经不调、痛经、产后瘀血等问题。它可以帮助女性调理月经，缓解血液循环不畅引起的不适。此外，益母草还有助于促进乳汁分泌，是产后妈妈的好帮手。但孕妇慎用。

【主要产地】全国大部分地区均产。

【性味归经】味苦、辛，性微寒；归肝、心包、膀胱经。

【功效主治】

1. 活血化瘀　用于治疗血滞之经闭痛经、月经不调，既可单味熬膏服用，也可与赤芍、当归等同用。用于治疗产后血瘀所致腹痛、恶露不尽，或难产，或胎死腹中，既可单味煎汤或熬膏服用，也可配伍丹参、川芎等药物，如送胞汤。此外，益母草还有活血散瘀止痛之功，可用于治疗跌打损伤之瘀痛。

2. 利尿通淋　用于治疗水瘀互结之水肿，可单味水煎服，亦可与白茅根等配伍为用；若配伍车前子、石韦等药物，可用于治疗血淋尿血。

3. 清热解毒　用于治疗热毒蕴结之疮痈肿毒、跌打损伤瘀痛、皮肤瘾疹，可单用外洗或外敷，也可配伍黄柏、苦参等药物煎汤内服。

【用法用量】9~30 克；鲜品 12~40 克。外用适量。

【使用注意】孕妇慎用。无瘀滞及阴虚血少者慎用。

【现代研究】萜类化合物和生物碱是益母草的主要药效成分。萜类化合物具有抗血栓、舒张血管、促凝血、抗血小板聚集、神经保护、抗炎、抑制 α-葡萄糖苷酶和乙酰胆碱酯酶、免疫调节和抗菌等作用。生物碱对妇科和心脑血管疾病有显著效果，其中水苏碱和益母草碱可能是治疗妇产科疾病的活性成分。

【日常妙用】

益母草煮鸡蛋

材料：益母草 30~60 克，鸡蛋 2 个。

制法：将鸡蛋洗净，与益母草加水同煮，熟后剥去蛋壳，再入药液中复煮片刻。

用法：吃蛋饮汤。每天 1 剂，连用 5~7 天。

功效：活血调经，养血益气。适用于气血瘀滞之月经不调、崩漏、产后恶露不止或不下等症。

第二节　止血药

凡以制止体内外出血为主要功效，主要用于治疗各种出血病证的药物，称为止血药。因其药性有寒、温、散、敛之异，故功效分别有凉血止血、温经止血、化瘀止血、收敛止血之别。止血药主要用于治疗咯血、衄血、吐血、便血、尿血、崩漏、紫癜，以及外伤出血等体内外各种出血病证。由于出血之证病因、病情、部位不同，因此在使用止血药时，应辨证选择相应的止血药，并进行必要的配伍，使药证相符、标本兼顾。

仙鹤草

仙鹤草系苦涩味，
性平收敛止血急。
除湿止痢解毒良，
截疟杀虫显神奇。

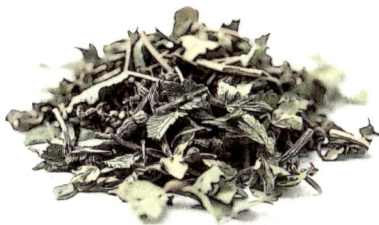

仙鹤草又名龙芽草、脱力草、狼牙草、金顶龙芽、黄龙尾、毛脚茵，是一种珍贵的中药材，主要来源于仙鹤草植物的全草。其味苦、涩，性平，归心、肝经。

仙鹤草的主要功效是收敛止血、除湿止痢、解毒疗疮、截疟杀虫。常用于治疗各种出血症状，如鼻出血、月经过多、外伤出血等。其收敛之性不仅针对血，对湿也同样有效，故能起到除湿止痢的作用。治疗痈肿疮毒，常与金银花、蒲公英、紫花地丁等同用。此外，治疗滴虫性阴道炎可单用仙鹤草煎汤冲洗。

由于部分患者服用本品会出现恶心、呕吐现象，因此本品需要在有经验的中医师指导下使用。

【主要产地】主要产自浙江、江苏、湖北。此外，安徽、福建、广东、河北、山东、湖南、云南等地亦产。

【性味归经】味苦、涩，性平；归心、肝经。

【功效主治】

1. 收敛止血　用于治疗衄血、咯血、吐血、便血、尿血、崩漏等。属血热者，常与生地黄、小蓟、白茅根等同用；属虚寒者，常与党参、黄芪、艾叶等同用。

2. 除湿止痢　用于治疗虚寒久泻、泻痢清稀，常与诃子、肉桂等同用；用于治疗湿热泻痢、黏滞黄臭，常与黄连、白头翁、地榆等同用。

3. 解毒疗疮　用于治疗痈肿疮毒，常与金银花、蒲公英、紫花地丁等同用。

4. 截疟杀虫　用于治疗疟疾，可与常山、青蒿配伍。治疗滴虫性阴道炎可单用煎汤冲洗。

【用法用量】煎服，10~15克。外用适量。

【使用注意】有部分患者服用本品后会出现恶心、呕吐现象。

【现代研究】仙鹤草中的多酚化合物（仙鹤草酚 B）对前列腺癌和肺癌细胞具有抑制作用。

【日常妙用】

仙鹤草粥

材料：仙鹤草 10 克，粳米 250 克。

制法：先将粳米加水适量煮成粥，然后放入仙鹤草，再煮 20 分钟即可。

用法：每日 2 次，适量服用，连用 5~7 日。

功效：养血补中，止血消炎。可以改善功能性消化不良引起的恶心呕吐、腹胀腹泻等症。

三　七

三七甘微苦且温，
化瘀止血效力真。
创伤出血研末敷，
活血止痛妙药珍。

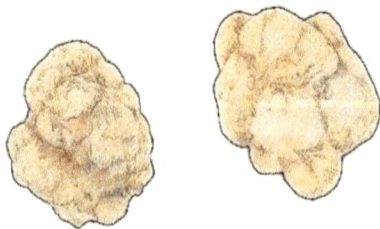

三七，又称田七、金不换、参三七等，是一种广受欢迎的中药材，主要来源

于三七植物的根。其味甘、微苦，性温，归肝、胃经。三七的名字寓意深远，象征着其强大的药效，常被誉为"伤科圣药"。

三七的主要功效是活血止血、化瘀止痛，常用于治疗各种血瘀引起的疾病，如跌打损伤、月经不调、心脑血管疾病等。它可以促进血液循环，改善微循环，因此在中医中被广泛应用于调理身体和恢复健康。

在使用时，可单独研末冲服或外敷。但需要注意，孕妇慎用。

【主要产地】主要产自云南省文山州各县。另广西田阳、靖西、田东、德保等地也有种植。

【性味归经】味甘、微苦，性温；归肝、胃经。

【功效主治】

1. 化瘀止血　用于衄血、吐血、便血、崩漏、外伤出血等症。三七止血作用甚佳，并能活血化瘀，具有止血不留瘀的特点，对出血兼有瘀滞者尤为适宜。三七可单味应用，研末吞服；也可与花蕊石、血余炭同用，以增强化瘀止血之力，即化血丹。对于创伤出血，可研末外敷，能止血定痛。

2. 活血止痛　三七可用于治疗跌打损伤、筋骨折伤、瘀肿疼痛等，具有活血祛瘀、消肿止痛之功，尤长于止痛。可单取本品研末冲服，或与其他活血行气药配伍使用。本品止痛作用强，为治疗瘀血诸证之佳品，是伤科要药。

【用法用量】3~9 克；研粉吞服，一次 1~3 克。外用适量。

【使用注意】孕妇慎用。

【现代研究】三七含有人参皂苷 Rg1，通过调节 Bcl-2 家族蛋白促进线粒体的稳定性或完整性，发挥抗凋亡作用。

【日常妙用】

三七当归炖乌鸡

材料：乌鸡 1 只(500~800 克)，三七 3 克，当归 12 克，盐适量。

制法：将乌鸡剖洗干净，去除内脏，焯水后斩块。三七、当归分别清洗干净，三七捣碎，当归切片。然后将全部材料放入炖盅内，注入少量水，加盖隔水炖约 3 小时，以少许盐调味，即可食用。

用法：吃鸡喝汤。

功效：补血祛瘀，调经止痛，温中散寒。适用于女性月经不调、气血不足、跌打损伤、风湿痹阻等症。

（夏明月　龚芳华）

第十一章　补益药

　　凡能补虚扶弱，纠正人体气血阴阳虚衰的病理偏向，以治疗虚证为主的药物，称为补益药。根据补虚药的性能、功效及适应证的不同，将补益药分为补气药、补血药、补阴药、补阳药四大类。补气药用于治疗气虚证，代表药物有人参、黄芪、党参、白术等；补血药用于治疗血虚证，主要见于心血虚及肝血虚，代表药物有熟地黄、当归、何首乌、阿胶等；补阴药用于治疗阴虚证，主要见于肺阴虚、胃阴虚、肝阴虚及肾阴虚，代表药物有沙参、麦冬、百合、明党参等；补阳药用于治疗阳虚证，阳虚证多见于心阳虚、脾阳虚、肾阳虚，代表药物有鹿茸、冬虫夏草、杜仲、淫羊藿等。补益药一般不用于实证，以免"闭门留寇"而加重病情。补气药多甘壅滞气，湿盛中满者忌用；补血药黏滞难消，补阴药甘寒滋腻，凡脾胃虚弱、湿浊中阻、腹胀便溏者，不宜使用；补阳药性多温燥，易伤阴助火，阴虚火旺者不宜使用。

第一节　补气药

　　补气药，又称益气药。这类药物性味以甘温或甘平为主，少数兼清火或燥湿者，亦有苦味。能清火者，药性偏寒。补气药大多数能补脾、肺之气，部分药物还能补心气、肾气、元气。临床用于治疗脾虚之食欲不振，肺虚之气少不足以息，肾虚之遗尿，心气虚之心悸怔忡等。部分补气药兼具养阴、生津、养血等功效，用于治疗气阴(津)两虚或气血两虚证。

人 参

人参大补元气强，
益气固脱效力长。
生血补肺养心脏，
注意反畏保健康。

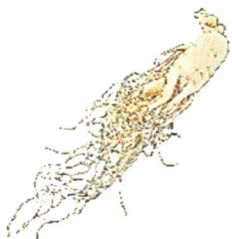

　　人参又名人衔、地精、神草等，素有"百草之王"的美誉。根据加工、炮制方法不同，分为红参和白参。红参指经过蒸制加工的人参，颜色较深；白参指未经加工的干燥人参，颜色较浅。其味甘、微苦，性微温，归心、肺、脾、肾经，具有大补元气、益气固脱、益气生血、益气补肺、益气养心等功效。因其大补元气的作用力强，在元气虚脱之时，可以单独使用，即为"独参汤"。此外，治肺气亏虚之呼吸气短的人参蛤蚧散、治脾虚运化无力之气血不足的四君子汤，均有人参。需要注意，食用人参时不宜饮茶水或进食白萝卜；邪实而正不虚者忌服；人参反藜芦、畏五灵脂。

　　【主要产地】主要产自吉林、辽宁、黑龙江。

　　【性味归经】味甘、微苦，性微温；归心、肺、脾、肾经。

　　【功效主治】

　　1. 大补元气　用于治疗元气不足，常与肉桂、黄芪、巴戟天等同用。

　　2. 益气固脱　用于治疗气虚欲脱，常单独使用或与附子联用以增强益气回阳固脱之效。

　　3. 益气生血　用于治疗气血亏虚，常与当归、黄芪、熟地黄等同用。

　　4. 益气补肺　用于治疗肺气不足，常与黄芪、五味子、桑白皮等同用。

　　5. 益气养心　用于治疗心气不足，常与酸枣仁、首乌藤、浮小麦等同用。

　　【用法用量】煎服，5~10克。宜文火另煎，单服或兑服。救急固脱，20~30克炖服。

　　【使用注意】不宜饮茶水及进食白萝卜；邪实而正不虚者忌服；人参反藜芦，畏五灵脂，恶莱菔子、皂荚，均忌同用。

【适用人群】体虚、气血不足人群，亚健康人群，术后康复人群，免疫力低下人群，神经衰弱人群等。

【现代研究】人参中的主要有效成分人参皂苷 Rg1 能够诱导脑缺血后海马区神经干细胞的增殖、分化，促进脑损伤的修复。人参皂苷 Rb3、人参皂苷 Rg1、20（S）－人参皂苷 Rg3 对缺血脑神经细胞线粒体的损伤有明显的保护作用。

【日常妙用】

冰糖莲子人参汤

材料：去皮去芯莲子 10 枚，人参 10 克，冰糖 30 克。

制法：将人参、莲子放入碗内，加适量清水进行泡发。再加冰糖，将盛有人参、莲子的碗放入锅内隔水蒸 1 小时即可。人参可连续使用 3 次，次日再加莲子、冰糖，按上述方法蒸炖后服用；第 3 次可连同人参一起食用。

用法：吃莲肉，喝汤。剩余人参，次日再加莲子蒸炖后服用。人参连用 3 次，最后嚼碎食用。

功效：补益气血，养心安神。适用于体质虚弱、形体消瘦、动则自汗、气血不足、抵抗力差者。

【杏林故事】

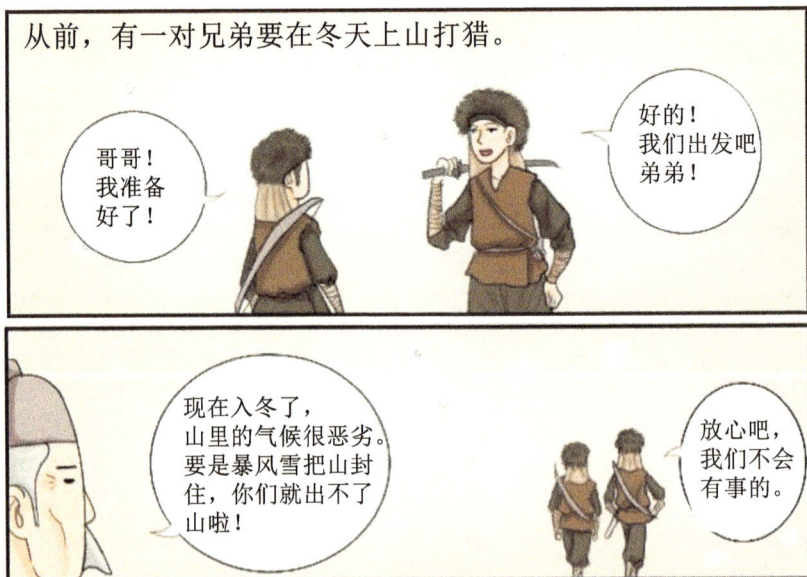

从前，有一对兄弟要在冬天上山打猎。

哥哥！我准备好了！

好的！我们出发吧弟弟！

现在入冬了，山里的气候很恶劣。要是暴风雪把山封住，你们就出不了山啦！

放心吧，我们不会有事的。

谁承想，兄弟俩进入森林后，天气突然变差了，狂风大作，大雪纷飞，把山路全覆盖了，兄弟二人果然无法出山。他们只好找了个树木茂密的山窝躲避，想等风雪过去再说。

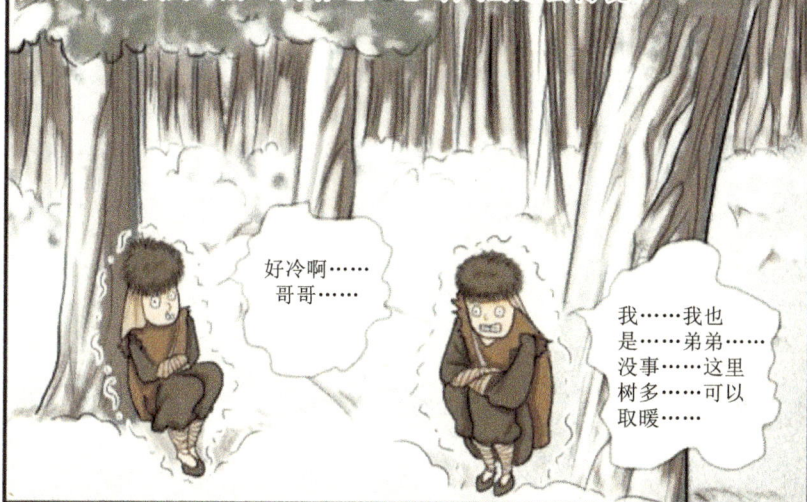

好冷啊……哥哥……

我……我也是……弟弟没事……这里树多……可以取暖……

兄弟俩找到一棵已经老死、树心枯烂成灰的大树。他们把树心掏空，掏成一个很大的树洞，并在里边架起一堆柴火。从此，一边打猎果腹，一边烤火取暖，这里便成了他们的临时住所。天晴时两人就出去打猎，天气差时就在四周挖些草根当粮食。

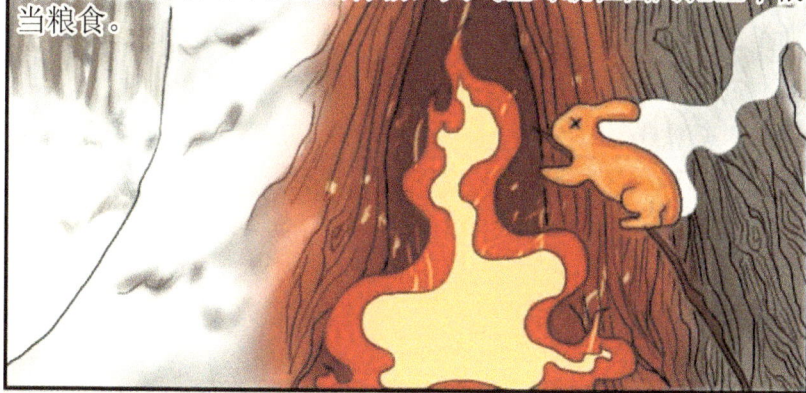

有一天他们发现一种手指粗的藤茎，挖出来一看，根有胳膊那么粗。这东西形状像人—— 根须伸展着，像人的胳膊和腿。

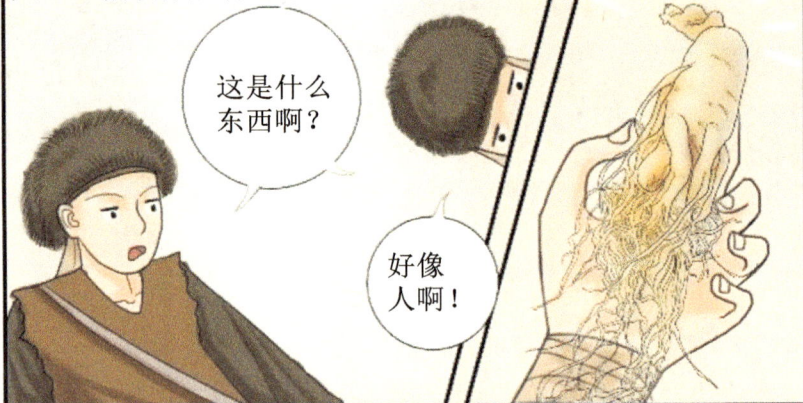

这是什么东西啊？

好像人啊！

哥哥决定以身试险，便尝试了味道。

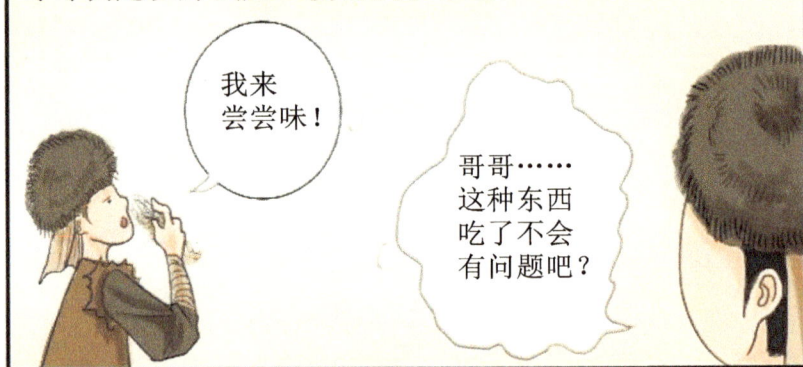

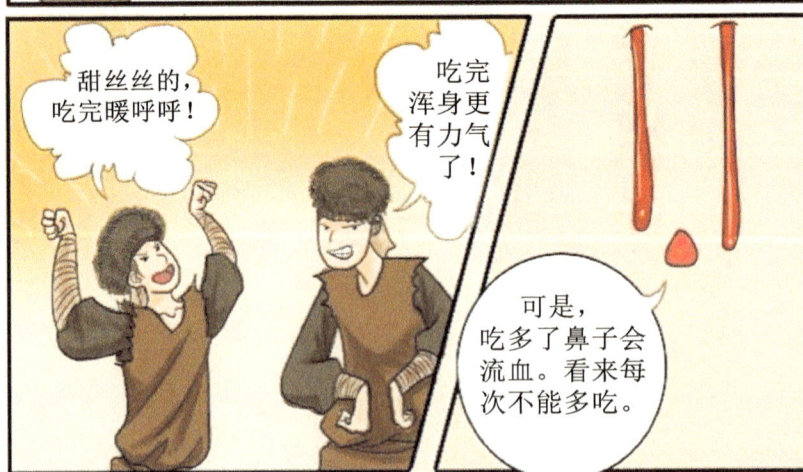

我来尝尝味！

哥哥……这种东西吃了不会有问题吧？

甜丝丝的，吃完暖呼呼！

吃完浑身更有力气了！

可是，吃多了鼻子会流血。看来每次不能多吃。

第二年开春，风停雪化，兄弟俩回到村子。

我们回来啦。

你们还活着？！那么恶劣的环境你们怎么把自己养得白白胖胖的啊？！

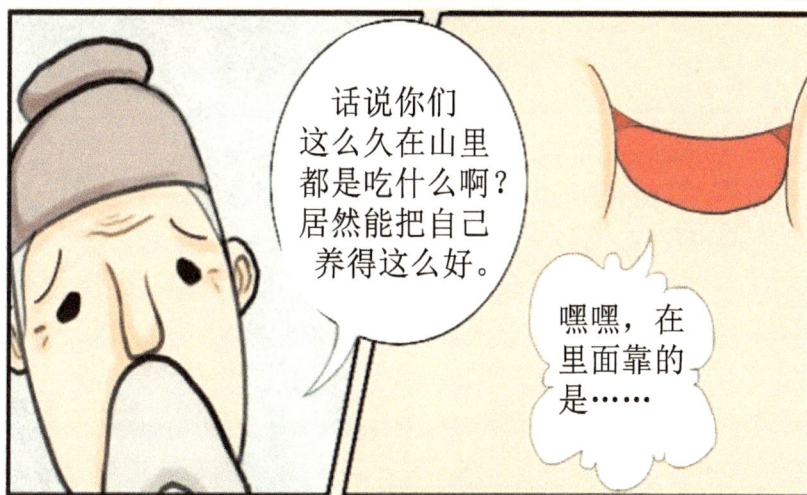

话说你们这么久在山里都是吃什么啊？居然能把自己养得这么好。

嘿嘿，在里面靠的是……

后来，人们口口相传，就把这种形似人形的大补草药称为"人参"。这便是人参名称的由来。

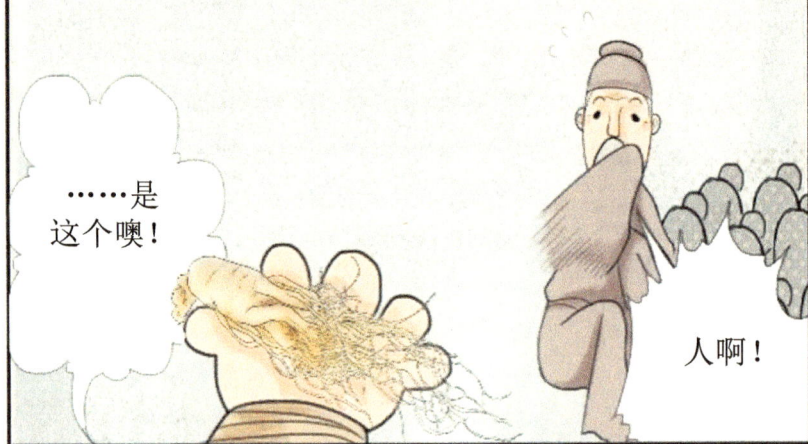

……是这个噢！

人啊！

黄 芪

黄芪甘温入脾肺，
益气固表强中气。
归经脾肺功效显，
托疮生肌显神威。

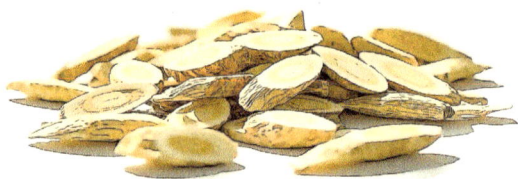

黄芪，是一种常见的中药材，以其根入药，被誉为"补气之长"。其味甘，性微温，归脾、肺经，具有托疮生肌、补脾健胃、补气固表、补气生血、补气通络、补气升提等作用。在中医理论中，黄芪常用于治疗气虚引起的乏力、自汗、容易感冒等症状。此外，它还能促进伤口愈合，增强免疫力。现代研究发现，黄芪含有多种活性成分，具有抗疲劳、抗氧化和调节免疫等作用。黄芪可以煎汤服用，也可以泡水饮用，但需注意，黄芪性温，所以体质偏热或有实热症状的人应谨慎使用。

【主要产地】主要产自内蒙古、黑龙江、吉林、山西、甘肃等地。

【性味归经】味甘，性微温；归脾、肺经。

【功效主治】

1. 托疮生肌　用于治疗外科脓疮痈疽，治脓成未溃，常与当归、川芎、炮山甲等同用；治溃后不收口，常与当归、肉桂、白芍等同用；治热毒未尽之症，常与金银花、连翘、大青叶等同用。

2. 补脾健胃　用于治疗脾胃虚弱，常与党参、白术、茯苓等同用。

3. 补气固表　用于治疗气虚自汗，常与白术、防风、浮小麦等同用。

4. 补气生血　用于治疗气血不足，常与当归、白术、阿胶、龙眼肉等同用。

5. 补气通络　用于治疗气虚脉络不通之中风，常与全蝎、蜈蚣、川芎、当归等同用；用于治疗心脉痹阻，常与牡丹皮、桃仁、丹参等同用。

6. 补气升提　用于治疗气血下陷，常与人参、白术、升麻、柴胡等同用。

【用法用量】煎服，10~20克。补气升阳，蜜炙用；托毒排脓，生用。

【使用注意】表实邪盛、气滞湿阻、食积内停、阴虚阳亢、疮痈毒盛者，均不宜服。

【现代研究】研究表明，黄芪含有多种活性成分，包括多糖类、皂苷类和黄酮类等。这些成分赋予黄芪多种生物活性，如抗疲劳、提升免疫力、保护心脑血管、抗肿瘤等。

（1）抗疲劳及提升免疫力：黄芪通过提高自然杀伤细胞的能力以及增加 IL-2 和干扰素-γ 的含量，从而增强机体的免疫能力。此外，黄芪多糖还能改善机体疲劳，增强运动能力。

（2）保护心脑血管：黄芪中的皂苷类成分具有抗炎、调节免疫、抗氧化、抗细胞凋亡等药理作用，有助于保护心脑血管健康。

（3）抗肿瘤：黄芪多糖具有调节机体免疫功能、抗肿瘤等作用，显示了其在肿瘤治疗中的潜在价值。

（4）影响骨代谢：黄芪被发现具有影响骨代谢的作用，可能有助于防治骨质疏松症。

（5）抗病毒：黄芪中所含的黄芪皂苷、黄芪多糖和黄酮成分及其提取物均具有抗病毒的作用。

这些研究进展为黄芪的临床应用和进一步开发研究提供了科学依据，显示了黄芪在现代医学中的潜力和应用前景。

【日常妙用】

1. 带鱼黄芪汤

材料：带鱼 1000 克，黄芪 50 克，炒枳壳 15 克，盐、葱结、姜片、味精、植物油、料酒各适量。

制法：将黄芪和炒枳壳洗净、研细，用白纱布包好，扎紧。将带鱼去头、除内脏，切成约 10 厘米长的段，洗净后放入油锅中略煎片刻，再加入药包及佐料，注入适量清水。用中火炖 30 分钟，捞去药包、葱结、姜片，加入味精、料酒，调好味即可。

用法：每周服 1 次，连服 5~6 周。

功效：温养脾胃，固护卫阳，补气生血，长举脾阳清气。适用于胃下垂、久泻、脱肛等中气下陷者。

2. 参芪猪肚汤

材料：黄芪 50 克，猪肚 1000 克，党参 15 克。

制法：准备一个清洗干净的猪肚，以及一些黄芪和党参。将党参和黄芪塞进猪肚中，再放入锅中小火炖煮，煮熟后去掉党参和黄芪，即可食用。

用法：煮熟后即可食用。

功效：促进肠胃蠕动，增强脾胃功能。适用于脾胃功能虚弱者。

党　参

党参肺脾津血虚，
益气生津亦可寻。
味甘性平补中气，
实热无虚服之忌。

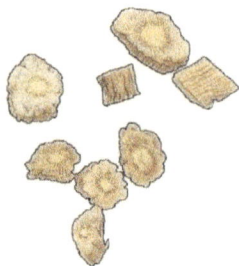

党参味甘，性平，归脾、肺经，有补脾益肺、养血生津的功效。党参治疗中气不足导致的食少便溏，常与茯苓、白术等同用；治疗肺气不足导致的咳嗽气短，常与黄芪、五味子等同用；治疗气血不足引起的头晕、心悸，常与熟地黄、

当归等同用。本品对于虚寒证尤为适宜，兼具药用与食疗价值，可药食同源。

【主要产地】主要产自甘肃、四川、陕西等地。

【性味归经】味甘，性平；归脾、肺经。

【功效主治】

1. 补脾益肺 用于治疗肺脾不足，常与白术、茯苓、黄芪等同用。

2. 养血生津 用于治疗气血津亏，常与麦冬、五味子、当归等同用。

【用法用量】煎服，3~10克。

【使用注意】实证、热证而无虚者忌服。党参反藜芦。

【现代研究】

（1）党参的水提取物和正丁醇提取物能与小剂量的中枢抑制剂产生协同作用，对大剂量抑制剂则表现为拮抗作用，呈现双向调节特性。据报道，党参提取物具有改善记忆力、镇静、催眠、抗惊厥的作用。

（2）党参炔苷对乙醇造成的胃黏膜损伤有很好的保护作用，表现出明显的抗溃疡效果，其机制可能与调节胃黏膜内前列腺素代谢有关。此外，党参多糖也有抗溃疡的作用。实验证明，党参多糖提取物对多种大鼠胃溃疡模型均有明显的抗溃疡作用，并对毛果芸香碱引起的胃酸增多有显著的抑制作用。

【日常妙用】

1. 参苓粥

材料：党参、茯苓、生姜各10克，粳米100克，盐或糖适量。

制法：先将党参、茯苓清洗干净，加1000毫升水于锅内浸泡1~2小时。再加入生姜同煮，水开后转小火煮30分钟。将粳米洗净，加入锅内熬煮1小时，或用高压锅煮30分钟。食用前可根据个人口味加少许食盐或糖调味。

用法：每日分2次食用。

功效：党参、茯苓补脾益胃，生姜温中健胃、止呕，粳米益脾养胃。适合脾胃虚弱、饮食不佳的人食用，增强脾胃的功能。

2. 党参熟地瘦肉汤

材料：党参15克，枸杞子15克，熟地黄15克，陈皮5克，瘦肉250克，食盐适量。

制法：将瘦肉洗净切块，与洗净的党参、枸杞子、熟地黄、陈皮一起放入砂锅中，加适量清水，大火煮沸，撇去浮沫，再用小火熬煮1~1.5小时，调入食盐即可。

用法：煮熟后食用。

功效：补益气血。适合面色萎黄、乏力、食欲差、腰膝酸软者食用。

3. 党参乌鸡汤

材料：党参15克，乌鸡半只，山药15克，沙参15克，水发香菇50克，大枣5枚，生姜适量。

制法：将乌鸡焯水去血沫，与上述其他材料文火炖1~1.5小时即可。

用法：煮熟食用。

功效：补气固表，补中和胃。适合体质虚弱者食用。

白 术

白术益气健脾强，
固表安胎保安康。
炒用更增新效力，
止泻调中效更长。

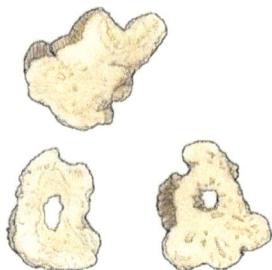

白术味甘、苦，性温，归脾、胃经。具有益气健脾、益气固表、益气安胎等功效。本品为补气健脾要药之一，如四君子汤中用白术治疗脾气虚弱导致的食少便溏、倦怠无力。治疗气虚易感外邪，常用含白术的玉屏风散。治疗脾气虚弱导致的胎动不安时，常与人参、黄芪、当归等同用。本品性偏温燥，易伤阴，故热病伤津或阴虚内热者慎用。

【主要产地】主要产自浙江、安徽，以浙江于潜产者最佳，称为"于术"。

【性味归经】味甘、苦，性温；归脾、胃经。

【功效主治】

1. 益气健脾　用于治疗脾虚湿滞，常与人参、茯苓、甘草等同用；用于治疗脾虚痰阻，常与桂枝、茯苓、甘草等同用；用于治疗脾虚水肿，常与猪苓、茯苓、泽泻等同用。

2. 益气固表　用于治疗表虚自汗，常与黄芪、防风等同用。

3. 益气安胎 用于治疗脾虚胎儿失养，常与人参、山药、阿胶等同用；用于治疗脾虚妊娠恶阻，常与人参、茯苓、陈皮等同用；用于治疗气虚胎动不安，常与人参、黄芪、当归等同用。

【用法用量】煎服，6~12克。炒用可增强补气健脾止泻的作用。

【使用注意】本品性偏温燥，热病伤津或阴虚内热者慎用。

【现代研究】

（1）白术多糖可以通过下调脑缺血区组织内细胞间黏附分子-1的表达，抑制中性粒细胞的积聚和浸润，从而减轻再灌注后缺血区炎症反应所介导的再灌注损害，以此预防阿尔茨海默病的发生。

（2）白术挥发油对SMMC7721、HepG2、A549、MCF-7和HT29肿瘤细胞均有不同程度的抑制作用。

【日常妙用】

白术山药大枣猪肚汤

材料：猪肚400克，白术10克，山药30克，大枣20克，枸杞子10克，盐、鸡粉、料酒、胡椒粉各适量。

制法：将猪肚切成条状，放入开水锅中，煮沸，焯去血水，沥干。先将白术、山药、大枣、枸杞子放入开水锅中，再放入猪肚，淋入料酒。待烧开后再转小火慢炖，直至食材软烂。放入盐、鸡粉、胡椒粉，搅拌片刻，至食材入味。

用法：吃猪肚，喝汤。

功效：健脾开胃，益气养血，补虚强身。可以改善睡眠，提高免疫力。

甘 草

甘草甘甜补脾气，
清热解毒功效奇。
祛痰止咳缓急痛，
调和诸药显神奇。

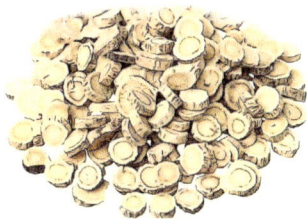

甘草又称国老、蜜甘、美草、蜜草、蕗草等。其味甘，性平，归心、肺、脾、

胃经，具有补脾益气、清热解毒、祛痰止咳、缓急止痛、调和诸药等作用。本品可用于治疗脾胃虚弱，常与茯苓、白术等同用；还有一定的解毒作用，可用于治疗痈疽疮毒或药物食物中毒。本品味甘，归肺经，故能止咳平喘，常与麻黄、苦杏仁等同用。本品还有缓和药性、调和诸药的作用。本品有助湿壅滞之弊，湿盛胀满、水肿者不宜用。大剂量使用可导致水钠潴留。

【主要产地】主要产自内蒙古、甘肃、黑龙江等地。

【性味归经】味甘，性平；归心、肺、脾、胃经。

【功效主治】

1. 补脾益气　用于治疗脾胃虚弱，常与党参、白术、茯苓等同用。

2. 清热解毒　用于治疗热毒疮疡，常与连翘、金银花、紫花地丁等同用；用于治疗咽喉肿痛，常与桔梗、胖大海、牛蒡子等同用。

3. 祛痰止咳　用于治疗风寒咳嗽，常与麻黄、桂枝、苦杏仁等同用；用于治疗风热咳嗽，常与连翘、金银花、石膏等同用；用于治疗痰浊阻肺，常与陈皮、桔梗、茯苓等同用。

4. 缓急止痛　用于治疗脾虚肝旺之脘腹作痛，常与白芍、柴胡、枳壳等同用。

5. 调和诸药　调和诸药，在许多方剂中随不同的配伍而发挥调和药性的作用。

【用法用量】煎服，2~10克。补益宜蜜炙用，清热解毒宜生用。

【使用注意】反海藻、红大戟、京大戟、芫花、甘遂。本品有助湿壅滞之弊，湿盛胀满、水肿者不宜用。大剂量使用可导致水钠潴留。

【现代研究】

(1) 甘草水提物、甘草醇提物、甘草苷、甘草多糖具有显著的镇咳祛痰作用。

(2) 甘草素具有抑制破骨细胞分化和促进成骨细胞分化的双重作用，在预防和治疗骨质疏松症方面展现出较大的开发潜力。

【日常妙用】

甘草茶

材料：大麦30克，甘草5克，煮茶包1个，冰糖5克。

制法：锅中放入适量清水，烧开后放入茶包，把大麦、甘草放入热水中，与茶包共同煎煮10分钟。加入冰糖至完全溶化。

用法：代茶饮。

功效：益气健脾，和胃调中。适用于体倦乏力者。

山 药

山药益气健脾强，
补肺益肾效果良。
补肾涩精添活力，
益气养阴保健康。

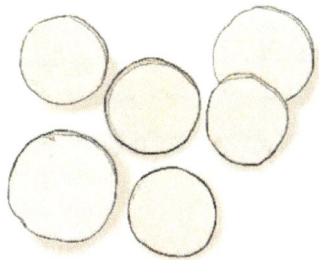

山药又称薯蓣、山芋、野山豆、白苕、白药子、野白薯等。主要产自河南、河北等地。因明清时期河南怀庆府所产品质最佳，故有"怀山药"之称。山药可以生用或麸炒用，其味甘，性平，归肺、脾、肾经，具有益气健脾、补肺益肾、补肾涩精、益气养阴的功效。本品既补脾气，又益脾阴，常用于治疗脾气虚弱之食少便溏，如参苓白术散；因其入肺经，故能治疗肺虚咳嗽；入肾经则能补肾固涩，常与熟地黄同用；对于气阴两虚之消渴，常配伍黄芪、天花粉等。

【主要产地】主要产自河南、河北等地。

【性味归经】味甘，性平；归肺、脾、肾经。

【功效主治】

1. 益气健脾　用于治疗脾虚泄泻，常与党参、白术、白扁豆同用。

2. 补肺益肾　用于治疗肺肾两虚，常与五味子、黄芪、太子参等同用。

3. 补肾涩精　用于治疗肾虚精亏，常与锁阳、芡实、金樱子等同用。

4. 益气养阴　用于治疗虚热消渴，常与黄芪、天花粉、知母等同用。

【用法用量】煎服，15～30克。麸炒山药善补脾健胃。

【使用注意】本品养阴能助湿，故湿盛中满者或有积滞者慎用。

【现代研究】

（1）山药蛋白肽可以通过促进免疫能力低下小鼠的中枢和外周免疫器官的发育、改善机体免疫细胞状态、调节体内免疫活性物质的分泌，进而提高机体免疫能力，发挥其免疫活性。

（2）山药多糖-锌包合物对糖尿病大鼠具有强效降血糖作用，可降低葡萄糖和胰岛素水平，降低丙二醛含量，增加肝脏内超氧化物歧化酶和总抗氧化能力的活性。

【日常妙用】

1. 山药玉竹白鸽汤

材料：山药 5 克，玉竹 10 克，麦冬 10 克，枸杞子 5 克，鸽子 1 只，盐 5 克。

制法：将鸽子肉洗净放入锅中煎炒，再放入高汤。高汤煮沸后，将肉捞至汤罐中，再把洗干净的药材放入锅中。煮熟后将汤倒入罐中，用文火煮 9 分钟，出锅前放入盐。

用法：可作为日常饮食的一部分，随餐食用。

功效：健脾补肺，固肾益精，降低血糖。适用于脾胃虚弱、肾亏等人群。

2. 山药薏米排骨汤

材料：山药 250 克，薏苡仁 50 克，排骨 250 克，姜片、料酒、盐各适量。

制法：将排骨洗净，放入开水中焯水，去除血水和杂质。山药去皮，切成小块，薏苡仁洗净备用。在锅中放入适量清水，加入排骨、姜片和料酒，煮沸后撇去浮沫，转小火炖煮 1 小时。加入薏苡仁和山药，继续炖煮 30 分钟。最后加入适量盐，根据个人口味调整即可。

用法：可以作为日常饮食的一部分。

功效：山药薏米排骨汤具有补充营养、改善体质的作用，尤其适合脾胃虚弱的人群食用。

【杏林故事】

古时候，列国混战。有个强国把一个弱国打败了。

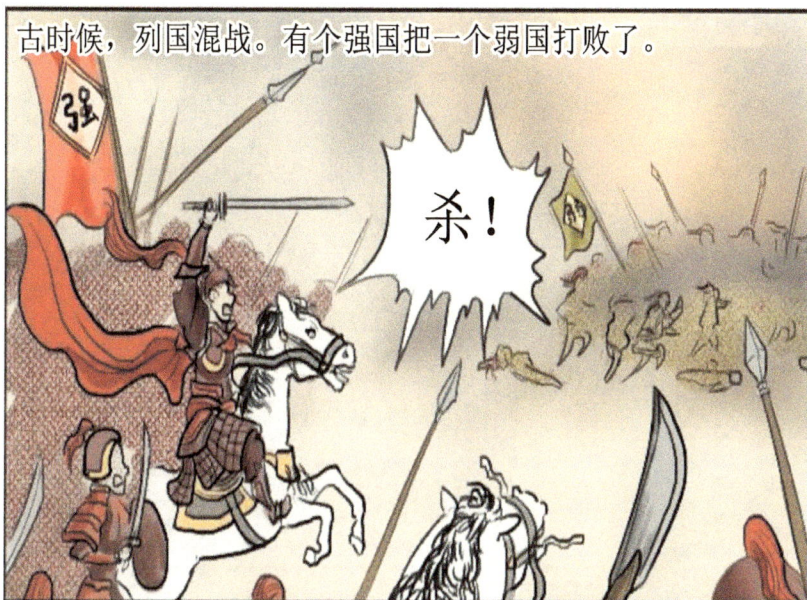

杀！

弱国残存的人马逃进一座大山。强国的军队把山包围，想把对方困死。

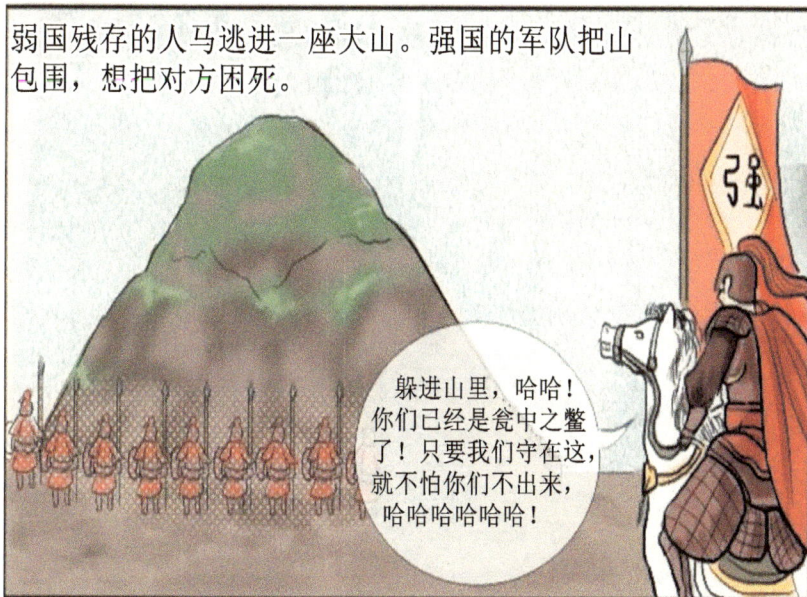

躲进山里，哈哈！你们已经是瓮中之鳖了！只要我们守在这，就不怕你们不出来，哈哈哈哈哈哈！

149

强国以为，弱国的人马被困在山里，外面无人供粮，里边又不能派人出来筹粮，他们迟早会出山投降的。

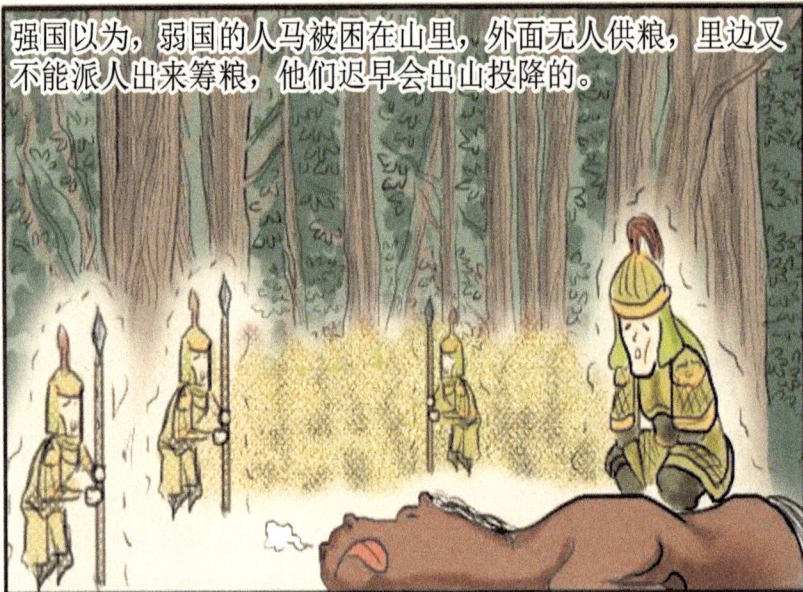

谁想这样过了一年，山里连一点动静也没有。
强国的官兵都认为山里的人马准饿死了。
便收兵了。

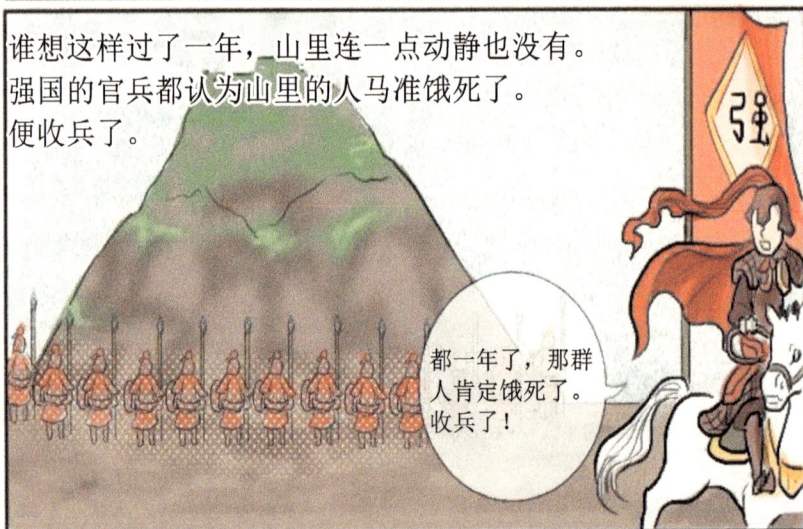

都一年了，那群人肯定饿死了。收兵了！

忽然在一天夜里……

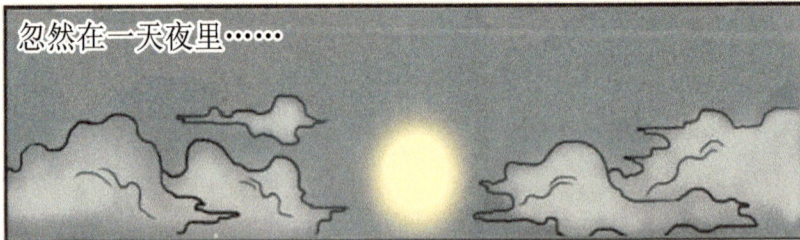

从山中杀出一支人强马壮的队伍，直向强国的大营冲来。
强国一年没有打仗，又以为弱国的人马早已死光，所以人来
不及披甲，马来不及备鞍，被杀了个措手不及。

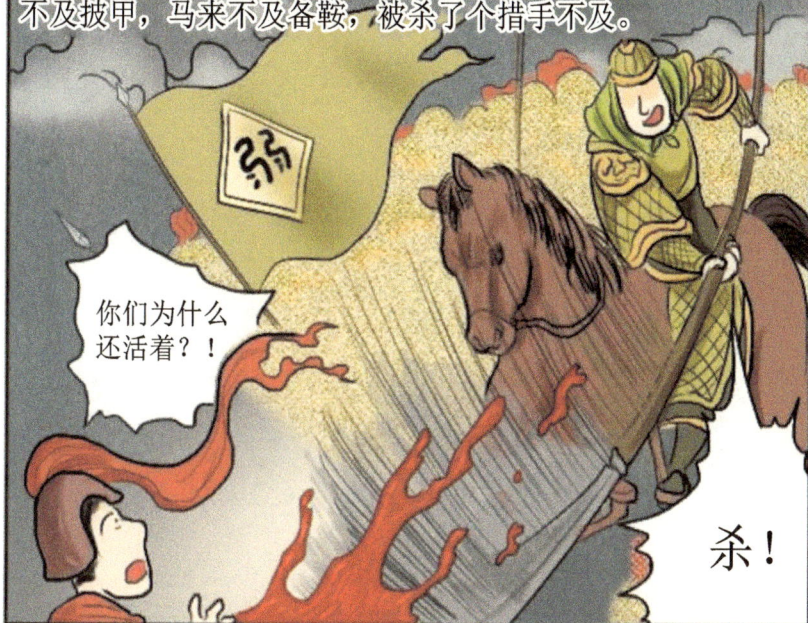

你们为什么
还活着？！

杀！

弱国反败为胜，把失去的土地又夺了回来。

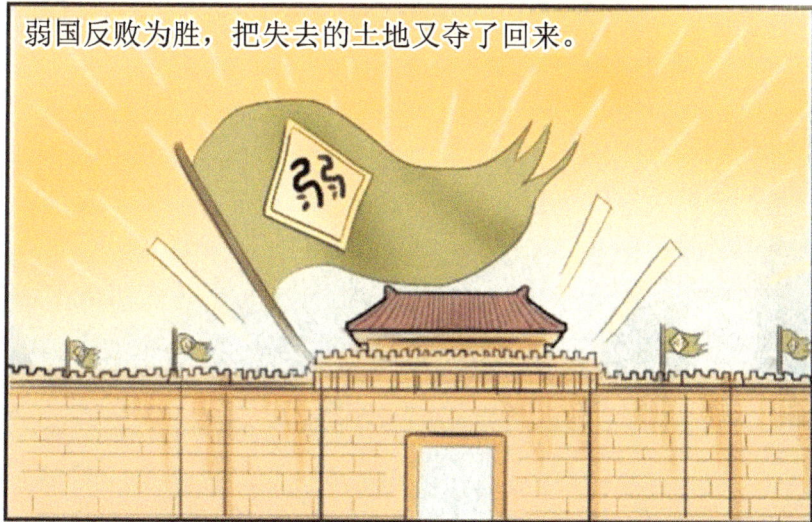

强国失败后很是奇怪，便四处探听弱国军队在山里是拿什么当粮食的。后来得知：原来山中到处长着一种夏天开白花的东西，它的根茎很粗。弱国的士兵饿急了，就挖这种根茎吃，其味道还挺甜。从此，人吃根茎，马吃藤叶——几千人马靠这东西生活了一年。弱国的士兵还给它起了个名字，叫"山遇"。意思是说，正发愁粮食的时候，碰巧在山里遇上了它。

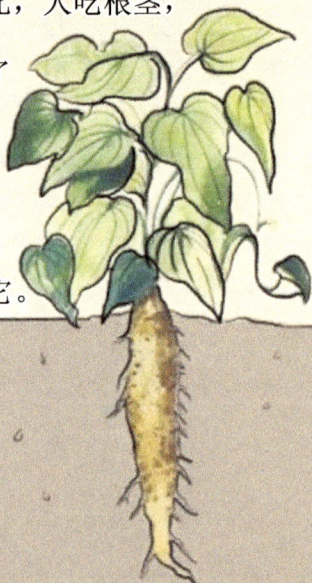

后来人们发现，这种"山遇"不但能像粮食一样滋养人，还能健脾胃、补肺肾，主治脾虚、泄泻等症。从此以后，人们用它做药，就把"山遇"改成"山药"了。

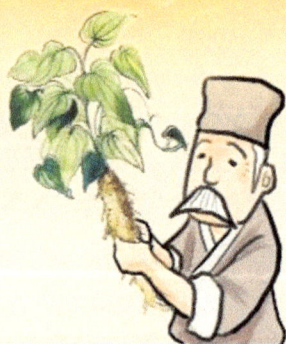

大　枣

大枣味甘性温和，
养血安神功效卓。
健脾养胃强身骨，
湿痰积滞须慎酌。

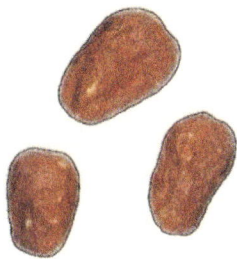

大枣，是日常生活中常见的食物，也是一味中药材。其味甘，性温，归脾、胃、心经。大枣最为人称道的功效就是补中益气、养血安神。如果出现脾胃虚弱的情况，如消化不良、食欲不好或者经常感到疲倦乏力，大枣便能派上用场。此外，对于女性朋友来说，大枣还能帮助改善血虚引起的面色不好、心悸、失眠等问题。简单来说，大枣不仅能让身体更有力气，还能使心情更加平和，晚上睡得更香。大枣常与党参、茯苓、白术等同用。但是大枣性味甘温，能助湿生热，如果有湿痰、积滞、齿病等问题，就不适合多吃大枣了。

【主要产地】主要产自河北、陕西、河南、山东、天津等地。

【性味归经】味甘，性温；归脾、胃、心经。

【功效主治】

1.补中益气　用于治疗脾虚气弱，常与党参、白术、茯苓等同用。

2.养血安神　用于治疗血虚失眠，常与炒酸枣仁、浮小麦、当归等同用。

【用法用量】水煎服，9~15克；或入丸。

【使用注意】凡有湿痰、积滞、齿病、虫病者，均不宜食用。

【现代研究】

（1）大枣中含有环磷酸腺苷，这是一种重要的活性物质，能够改善心肌缺氧、扩张冠脉、增强心肌收缩力、增加心排血量。

（2）大枣中环磷酸腺苷浓度是其他生药的数十倍至数百倍，这一发现可以作为大枣在临床配伍治疗支气管哮喘的依据之一。

【日常妙用】

大枣银耳粥

材料：干银耳 25 克，大枣 15 克，莲子 5 克，枸杞子 5 克，粳米 100 克，白糖 5 克。

制法：将干银耳用冷水浸泡 3~4 小时，择洗干净。大枣泡软去核，莲子、枸杞子洗净，泡软，备用。粳米淘洗干净，用冷水浸泡半小时，捞出，沥干水分。锅中加入约 1000 毫升冷水，将粳米、大枣放入，先用旺火烧沸，再转小火熬煮至八成熟时加入银耳和白糖，稍煮即可。

用法：每日 1 次。

功效：润肤养颜，补气和血，润肺养胃。适用于虚劳咳嗽、痰中带血、津少口渴、病后体虚、气短乏力者。

（戴幸平）

第二节　补血药

补血药，又称养血药。这类药物性味以甘温质润为主，主入心、肝之血分，广泛用于各种虚证。临床常用于治疗血虚引起的面色萎黄、头晕眼花等症状。部分药物兼有滋肾、益精、润肺等功效，可用于治疗肝肾阴虚、精血亏虚、阴虚肺燥证。

当　归

当归补血妇科宝，
调经止痛效用高。
补肝益肾强筋骨，
调中益气色颜好。

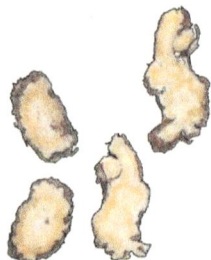

当归的别名有干归、马尾当归、马尾归、云归、西当归、岷当归。这味在中医中被誉为"血中圣药"的药材，其味甘、辛，性温，归肝、心、脾经，具有补血

活血、调经止痛、润肠通便的显著功效。当归的补血作用尤为突出，对于血虚引起的面色苍白、萎黄、眩晕、心悸、月经不调等症状有良好的改善作用。此外，当归还能活血化瘀，适用于经闭、痛经、风湿痹痛、跌打损伤等由血瘀引起的病症。当归具有调经止痛的作用，特别适用于女性月经不调、经闭、痛经等妇科问题，常与川芎、白芍等药物配伍使用，如经典名方四物汤。同时，当归还具有润肠通便的作用，对于血虚津亏引起的肠燥便秘有辅助治疗效果。

【主要产地】主要产自甘肃岷县(秦州)。

【性味归经】味甘、辛，性温；归肝、心、脾经。

【功效主治】

1. 补血活血　用于治疗血虚萎黄，常与熟地黄、白芍、川芎等同用；用于治疗血虚气弱，常与黄芪、人参、熟地黄等同用。

2. 调经止痛　用于治疗血虚血瘀之月经不调，常与熟地黄、白芍、川芎等同用；用于治疗血瘀之经闭、痛经，常与桃仁、红花、川芎等同用；用于治疗肝郁气滞之月经不调，常与柴胡、白芍、白术等同用。

3. 润肠通便　用于治疗血虚肠燥便秘，常与肉苁蓉、牛膝、升麻等同用。

【用法用量】煎服，6~12克。

【使用注意】湿盛中满、大便泄泻者忌用。

【现代研究】

(1) 当归多糖是一类天然高分子化合物，是当归的主要活性物质，具有广泛的药理作用，如促进造血功能、提高免疫能力、抗肿瘤、抗氧化等，其丰富的药理活性与其结构特征密切相关。

(2) 当归多糖能通过直接或间接途径促进造血干细胞和造血祖细胞的增殖与分化，或促进其他造血生长因子的作用，提高外周全血细胞数量，改善造血微环境等多种造血环节，从而促进机体造血，达到补血的效果。

【日常妙用】

当归枸杞大枣土鸡汤

材料：当归10克，三七10克，大枣10克，生姜(姜片)10克，枸杞子10克，土鸡块320克，盐、鸡粉、料酒各适量。

制法：土鸡块氽水后捞出待用。砂锅中注水烧热，加入当归、三七、大枣、姜片、土鸡块，淋入料酒拌匀，烧开后用小火炖煮约45分钟。揭开盖，放入枸杞子，加入盐、鸡粉拌匀调味，关火后盛出即可。

用法：吃鸡肉，喝汤。

功效：润肤养颜，补气和血，润肺养胃。适用于虚劳咳嗽、痰中带血、津少口渴、病后体虚、气短乏力者。

【杏林故事】

有一座草木茂盛的山，山里虽说生长着许多贵重药材，却很少有人进山采药，因为山中盘踞着很多毒蛇猛兽。

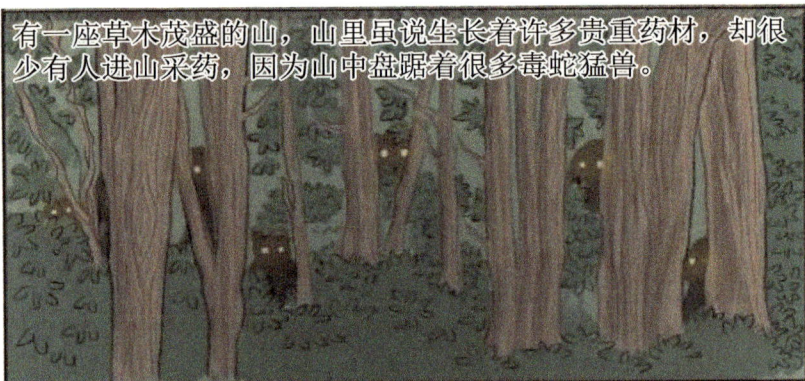

山外有个村庄。一天，村里的青年们凑在一起闲谈。有个小伙子说：

我胆子绝对是最大的！

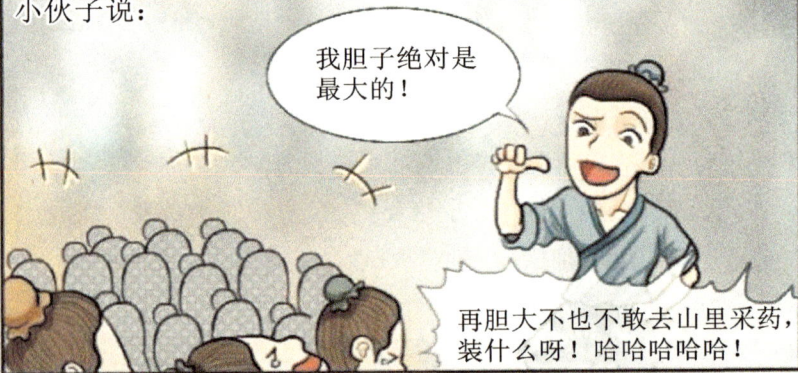

再胆大不也不敢去山里采药，装什么呀！哈哈哈哈哈！

那个青年很不服气，发誓一定要上山采药。可是，回家一说，他的母亲很不赞成：

我就你这一个儿子，你要有个三长两短，咱家不就绝后了吗？

我已发誓，如果不去，以后在村子里就抬不起头来了。

要去就去吧！不过，你已经定了亲，至少这得有个着落！

好！那我成亲后再就去！

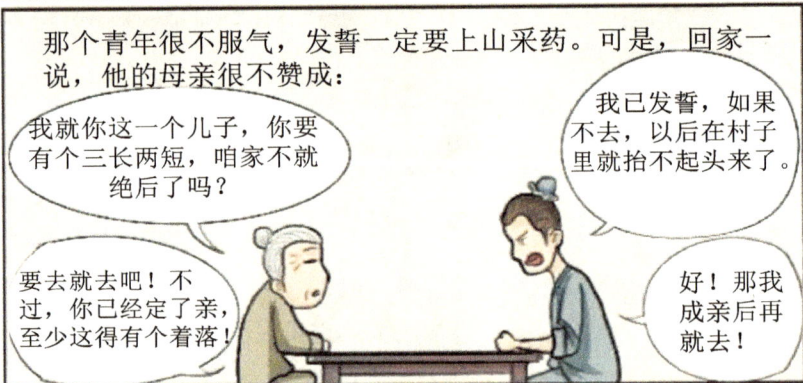

就这样，这个青年暂时没进山，先把定好亲的那位姑娘娶了回来。婚后，小夫妻感情很好。青年不忍心抛下新婚妻子，所以一直也没提起进山的事。

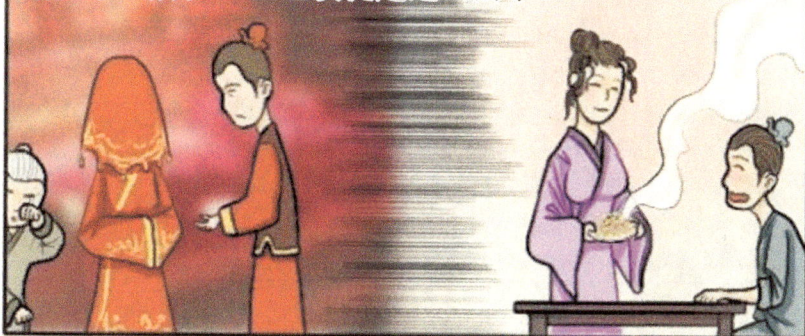

一晃过了几个月。有一天，村里的青年又凑在一起，大伙数落起了那个新婚的小伙子：

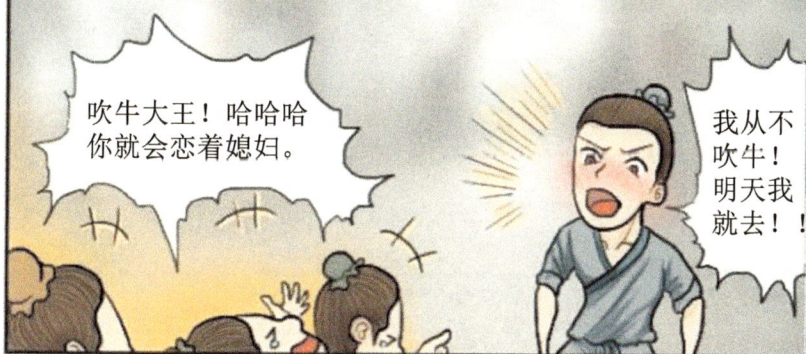

吹牛大王！哈哈哈你就会恋着媳妇。

我从不吹牛！明天我就去！！

年轻人都爱面子，这种话谁受得住？小伙子回家就告诉媳妇，第二天他要上山采药。

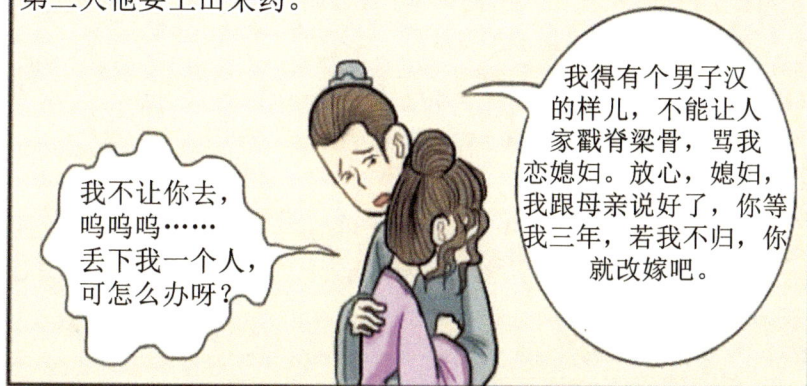

我不让你去，呜呜呜……丢下我一个人，可怎么办呀？

我得有个男子汉的样儿，不能让人家戳脊梁骨，骂我恋媳妇。放心，媳妇，我跟母亲说好了，你等我三年，若我不归，你就改嫁吧。

第二天，青年辞别了母亲、妻子，上山去了。三年过去了，一直没有青年的音信。妻子等着自己的丈夫，整天哭哭啼啼，身体越来越差，甚至得了严重的妇女病……

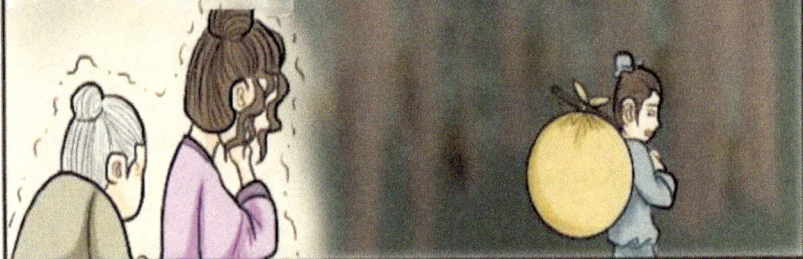

在所有人都以为青年已经死了的时候，他居然回来了。

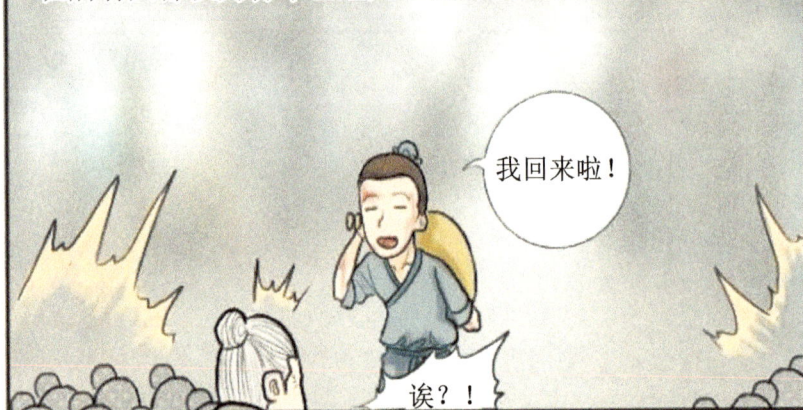

我回来啦！

诶？！

男子从母亲那里得知，三年了他一直都没有回来，为了不拖累妻子，母亲再三劝说让妻子又嫁人了。

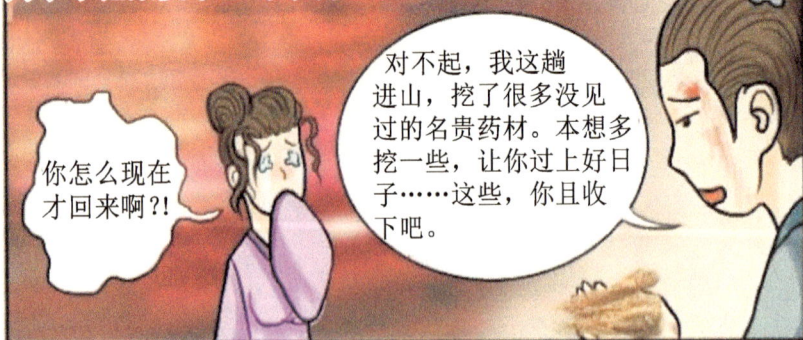

你怎么现在才回来啊？！

对不起，我这趟进山，挖了很多没见过的名贵药材。本想多挖一些，让你过上好日子……这些，你且收下吧。

青年说完，转身离去。妻子本来就有病，怎么受得住这个。看着青年留下的药材，心想："活着也没意思，胡乱吃些药，中毒一死得啦！"于是，她抓了几株不认识的药草根子，全部吃了。

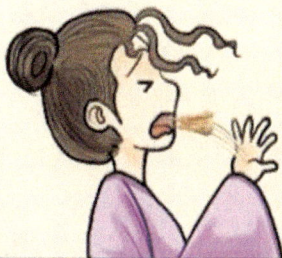

我不想活了！

谁知她非但没中毒，过了些日子，脸上还渐渐有了血色，妇女病竟好了。之后，这事传开了，人们记住了这种专治妇女病的药草，并给它取名叫"当归"。这是为了让后人记住"丈夫当归而不归，闹得老婆改嫁人"的这个故事。

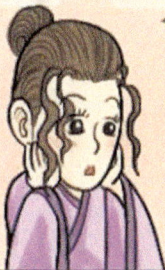

我的病……好了？！

何首乌

何首乌根黑发宝，
滋补肝肾功效妙。
养血生发强筋骨，
延年益寿容颜好。

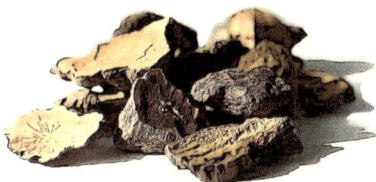

何首乌别名地精、首乌、红内消、马肝石、小独根、血娃娃。何首乌味甘、苦、涩，性微温，归肝、心、肾经，具有补益精血、解毒、截疟、润肠通便的效果，特别适合治疗肝肾阴虚引起的须发早白、头晕、腰膝无力和关节疼痛等症

状。经过炮制的何首乌，即制首乌，其补肝肾、增精血、黑发和强筋健骨的功效更为显著，常用于治疗眩晕、耳鸣、早白、腰膝酸软、肢体麻木、神经衰弱以及高脂血症等病症。

在中医理论中，何首乌的滋补效果与其补充精血、强化肝肾功能的能力紧密相关。由于肝负责储藏血液，肾负责储藏精气，精血充足时，头发作为血液的延伸，头发的色泽和生长状况也会得到改善，因此何首乌有助于改善头发色泽。何首乌还能清除体内浊气和降低血脂，对高脂血症有辅助治疗作用。此外，何首乌还被认为具有延缓衰老的效果，这与其补肝肾、增精血的作用机制相关。

【主要产地】主要产自华东、中南地区，以及河北、山西、陕西、甘肃、四川、贵州、云南、台湾等地。

【性味归经】味苦、甘、涩，性微温；归肝、心、肾经。

【功效主治】

1. **补益精血**　用于治疗血虚萎黄，常与熟地黄、当归、酸枣仁等同用；用于治疗肾精不足，常与枸杞子、当归、菟丝子等同用。

2. **解毒、截疟**　用于治疗疟疾日久，常与人参、当归、陈皮等同用。

3. **润肠通便**　用于治疗肠燥便秘，常与肉苁蓉、当归、火麻仁等同用。

【用法用量】制何首乌：煎服，3~12克。生何首乌：煎服，3~6克。

【使用注意】大便溏泄及湿痰较重者不宜用。

【现代研究】

(1) 何首乌经炮制后，其中的大黄素、大黄素-8-O-β-D 葡萄糖苷、大黄素甲醚、儿茶素等有效成分，通过抗氧化、清除自由基等机制，共同发挥抗衰老作用。

(2) 何首乌多糖可以通过提高体内抗氧化酶活性以及清除氧自由基等方式增强免疫调节作用。

【日常妙用】

何首乌黑豆煲鸡爪

材料：何首乌10克，大枣10克，水发黑豆80克，猪瘦肉100克，鸡爪200克，料酒20毫升，盐、鸡粉各2克。

制法：将猪瘦肉切成片。锅中注入适量清水烧开，放入猪瘦肉、鸡爪，淋入适量料酒，煮沸，将食材捞出。砂锅中注入适量清水烧开，倒入洗净的何首乌、大枣、黑豆，放入猪瘦肉、鸡爪，淋入料酒。煮至熟透，加入盐、鸡粉，拌匀，装碗即可。

用法：吃肉，喝汤。

功效：补气养血，滋阴壮阳，补肝肾。适用于肝肾不足引起的阳痿遗精、宫冷不孕、月经不调、少腹冷痛等症。

阿 胶

阿胶甘平补血润，
健骨养颜安胎神。
脾胃虚弱宜慎用，
烊化兑服量适中。

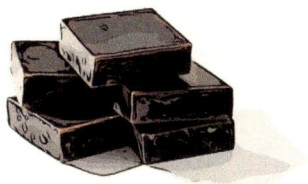

阿胶的别名有盆覆胶、驴皮胶、傅致胶、二泉胶。阿胶是一种老百姓耳熟能详的中药材，以其甘平的性质而闻名，主要功效是补血和滋润。在中医理论中，阿胶被认为能够滋养血液，对于血虚引起的各种症状，如面色苍白、眩晕、心悸等有良好的改善作用。同时，阿胶还能润养肌肤，对于养颜美容也有一定的效果，有助于改善皮肤干燥、粗糙等问题。此外，阿胶还具有健骨的作用，可以用于治疗血虚引起的筋骨疼痛。对于孕妇而言，阿胶还有安胎的作用，能够帮助稳定胎儿，减少流产风险。

然而，阿胶虽好，却并非人人适宜。阿胶性质较为滋腻，可能会影响脾胃的运化功能，导致消化不良等问题，因此脾胃虚弱者应慎用。在使用阿胶时，应采取烊化兑服的方式，即将阿胶加热熔化后与其他药物或食物混合服用，以减轻对脾胃的负担。同时，需控制适宜剂量，以免过量导致身体不适。总的来说，阿胶是一种补血养颜的佳品，但使用时需根据个人体质和健康状况适量服用。

【主要产地】主要产自山东、浙江、江苏等地。

【性味归经】味甘，性平；归肺、肝、肾经。

【功效主治】

1. 滋阴补血　用于治疗血虚证，常与党参、黄芪、当归等同用。

2. 补血止血　用于治疗出血证，如吐血、尿血等，常与蒲黄、生地黄等同用；用于治疗崩漏下血，常与生地黄、艾叶等同用。

3. 滋阴润肺　用于治疗肺燥咳嗽，常与牛蒡子、苦杏仁、桑叶等同用。

4. 滋阴养心　用于治疗热病伤阴之心烦不眠，常与黄连、白芍、鸡子黄等同用。

5. 补益肝肾　用于治疗肝肾阴虚、虚风内动，常与生地黄、白芍、鸡子黄等同用。

【用法用量】 烊化兑服，3~9 克。

【使用注意】 脾胃虚弱者慎用。

【现代研究】

(1) 阿胶中的咖啡酰奎尼酸和桃叶珊瑚苷等成分可以缓解过氧化氢（H_2O_2）诱导的氧化损伤。

(2) 阿胶对绝经期大鼠卵巢颗粒细胞的凋亡及相关基因 $Bcl-2$ 和 Bax 的表达影响显著。研究结果显示，阿胶可使卵巢抗凋亡基因 $Bcl-2$ 表达增强，促凋亡基因 Bax 表达减弱，$Bcl-2$ 与 Bax 比值增加。这表明阿胶可抑制卵巢颗粒细胞凋亡，进而改善卵巢功能。

【日常妙用】

阿胶排骨

材料：阿胶 15 克，猪肋排 240 克，八角茴香 1 枚，白糖、姜片、葱、料酒、老抽、盐各适量。

制法：先将阿胶敲碎备用。猪肋排洗净后，凉水入锅，水烧开后焯水 5~10 分钟，冲净血沫，捞出备用。锅中倒入油，随即加入白糖，用小火慢慢把白糖炒化，待颜色变为棕红色且开始出现泡沫时，马上把排骨倒入锅中炒匀。加入八角茴香、姜片、葱、料酒，补足清水，没过排骨。加入少量老抽、盐，倒入阿胶，水开后转小火，炖约 1 小时，大火收汁即可关火出锅。

用法：做菜食用。

功效：滋阴补血，润燥止血。适用于气血不足及肺虚所致的咳嗽、心烦、失眠、头晕、目眩等症。

（李蓓）

第三节　补阴药

补阴药，又称养阴药。这类药物性味以甘寒为主，甘以补益，寒可清热，故可补养阴液、生津润燥，临床常用于治疗肺阴虚、肾阴虚、肝阴虚、肾阴虚、心阴虚等。部分补阴药既兼有清肺火、清胃热、清虚热、清心除烦等功效，又可用于治疗肺热咳嗽、胃热干呕、阴虚内热、心悸怔忡、虚烦等。

麦　冬

麦冬味甘微苦寒，
肺胃心经除心烦。
养阴润肺益胃津，
清心除烦治失眠。

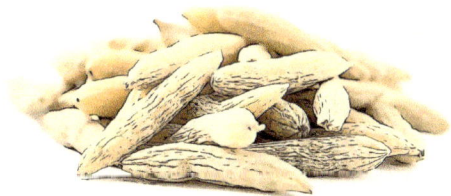

麦冬又称麦门冬、寸麦冬、村冬等，主要生长在四川、浙江和江苏等地。其味道甘甜中略带点苦，性质偏寒，归心、肺、胃经。麦冬擅长养阴润肺，有助于胃生津液，还能清心除烦。对于肺热阴虚引起的咳嗽气喘，或者胃阴受损导致的不适，麦冬均可发挥作用。此外，麦冬还能安神，对改善失眠有帮助。需要注意的是，麦冬性偏寒，脾胃虚寒或胃中有湿痰的人最好避免使用，以免加重不适。简而言之，麦冬是润肺清心的良药，但要因人而异，合理使用。

【主要产地】主要产自四川、浙江、江苏等地。

【性味归经】味甘、微苦，性微寒；归心、肺、胃经。

【功效主治】

1. 养阴润肺　用于治疗阴虚肺热，常与桑叶、生地黄、苦杏仁等同用。

2. 益胃生津　用于治疗热伤胃阴，常与生地黄、玉竹、沙参等同用；用于治疗消渴病，常与梨汁、藕汁等同用；用于治疗胃阴不足之气逆呕吐，常与半夏、人参等同用。

3. 清心除烦　用于治疗阴血不足之失眠健忘，常与生地黄、玄参、炒酸枣仁等同用。用于治疗热扰心营之身热烦躁、失眠，常与黄连、生地黄、竹叶等同用。

【用法用量】煎服，6~12 克。

【使用注意】麦冬性寒质润，凡脾胃虚寒泄泻、胃有痰饮湿浊者，皆当忌用。

【现代研究】

(1)甾体皂苷是麦冬的主要活性成分，具有改善心脑血管疾病、抗衰老、抗肿瘤等多种作用。

(2)麦冬多糖通过促进一氧化氮、诱导型一氧化氮合酶、IL-6 和 IL-12 的分泌，提高淋巴细胞中共刺激分子 CD80 和 CD86 的表达，增强巨噬细胞的吞噬功能及细胞因子分泌能力，提高淋巴细胞的增殖和抗体浓度，从而起到调节免疫系统的作用。

【日常妙用】

枸杞麦冬瘦肉蛋丁

材料：瘦猪肉 30 克，枸杞子 30 克，花生米 30 克，麦冬 10 克，鸡蛋 5 个，盐、湿淀粉、味精各适量。

制法：将花生米煮熟，枸杞子洗净，入沸水中焯一下。麦冬洗净，入沸水中煮熟，切成碎末；瘦猪肉切丁；鸡蛋打入碗内，加少许盐打匀，放入蒸锅内隔水蒸熟，冷却后将蛋切成粒状。锅置于旺火上，放入花生油，把肉丁炒熟，然后倒入蛋粒、枸杞子、麦冬碎末，炒匀，放盐和湿淀粉，加味精调味，最后放入花生米，炒匀即可。

用法：每天 2 次，佐餐食用。

功效：滋补肝肾。适用于阴虚导致的盗汗。

百　合

百合清心润肺凉，
甘寒微苦能润肺。
止咳安神除烦梦，
风寒便溏慎服用。

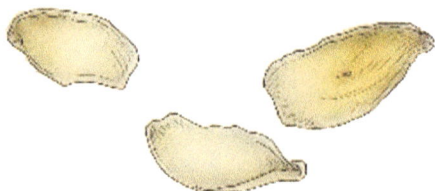

百合，又称野百合、山百合、药百合、岩百合等，是药食同源的中药。其味甘，性寒，归心、肺经，具有润肺止咳、清心安神的功效。百合甘寒入肺经，能清肺、润肺、止咳，故能治疗肺热久咳、痰中带血；因其能清心安神，故可治疗热病后期余热未清之虚烦、失眠、多梦。百合甘寒质润，故风寒咳嗽、中寒便溏者忌服。

【主要产地】主要产自湖南、四川、河南、江西、江苏、浙江等地。

【性味归经】味甘，性寒；归心、肺经。

【功效主治】

1. 润肺止咳　用于治疗阴虚肺燥之咳嗽，常与生地黄、玄参、桔梗等同用。

2. 清心安神　用于治疗失眠、心悸，常与麦冬、酸枣仁、生地黄等同用。

【用法用量】6~12克，鲜品加量，煎汤或入丸散剂。清心安神宜生用，润肺止咳宜蜜炙用。

【使用注意】风寒咳嗽、中寒便溏者忌服。

【现代研究】百合及其有效成分具有多种药理活性，包括止咳祛痰、镇静催眠、免疫调节、抗肿瘤、抗氧化、抗炎、抗缺氧性应激损伤、抗抑郁、降血糖及抑菌等作用。

【日常妙用】

百合玉竹粥

材料：鲜百合40克，水发玉竹10克，水发大米130克，盐少许。

制法：在砂锅中注入适量清水，烧热后倒入洗净的玉竹，放入洗净的大米，拌匀。盖上锅盖，烧开后用小火煮约15分钟；揭开盖，倒入洗净的鲜百合，搅拌均匀。再盖上锅盖，用小火续煮约15分钟至食材熟透。最后放入盐。

用法：每日1次，当早餐食用。

功效：滋阴润肺，宁神养心。适用于冠心病患者。

【杏林故事】

东海上有一群海盗，经常到海边打劫渔民和商船。

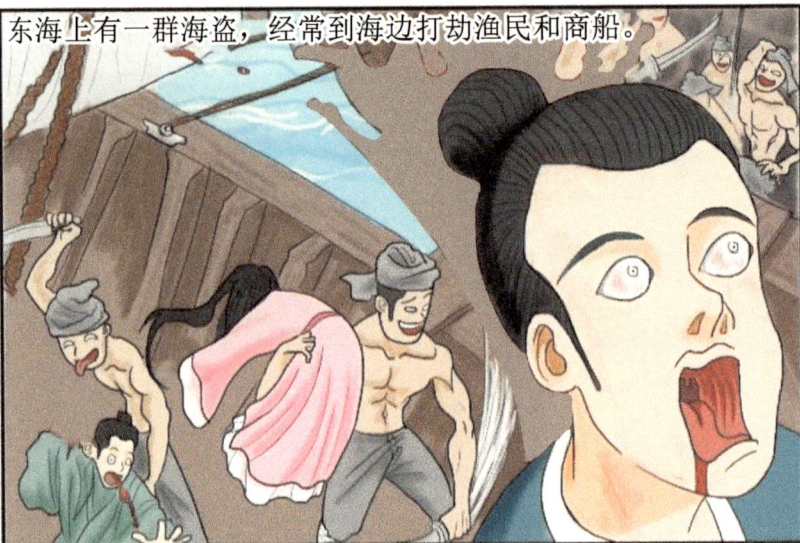

这些凶残的海盗每次都会把财物搬上贼船，并把妇女和儿童劫走，然后驶向大海中的一座孤岛，把那些妇女和儿童囚禁在岛上。

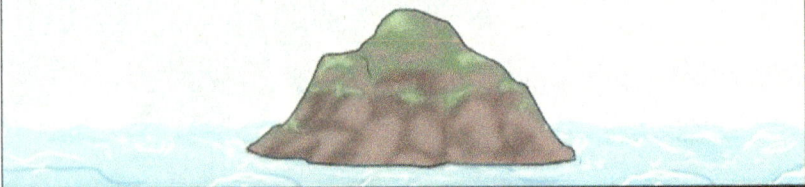

一天，海盗船又驶离海岛，到别的地方抢劫去了。海盗们知道这些妇女和儿童没有办法逃出孤岛，所以连看守的人也没留下一个。

真希望老天爷一道雷把这些坏人劈死！

谁曾想一场天灾突然降临，这些海盗无一幸免，全部遇难。

诶？！

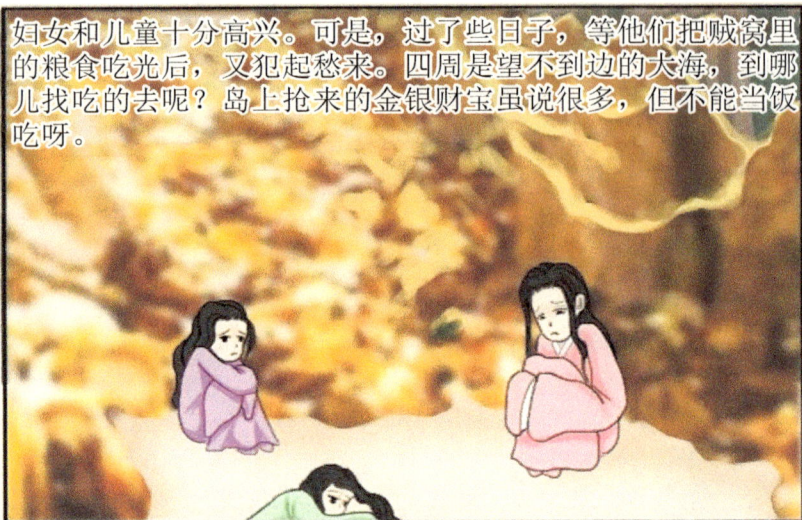

妇女和儿童十分高兴。可是，过了些日子，等他们把贼窝里的粮食吃光后，又犯起愁来。四周是望不到边的大海，到哪儿找吃的去呢？岛上抢来的金银财宝虽说很多，但不能当饭吃呀。

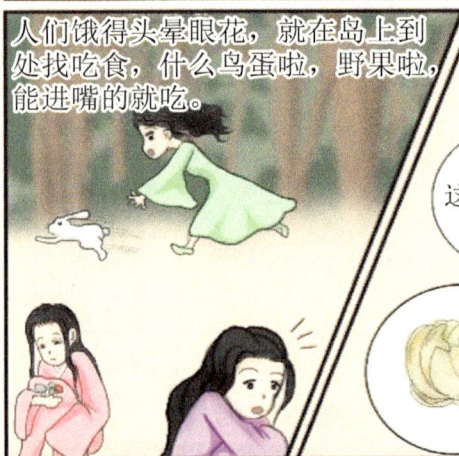

人们饿得头晕眼花，就在岛上到处找吃食，什么鸟蛋啦，野果啦，能进嘴的就吃。

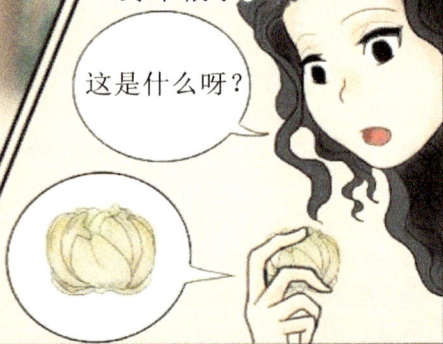

有个妇女还挖来一些根，圆圆的像大蒜头一样的野草根子。

这是什么呀？

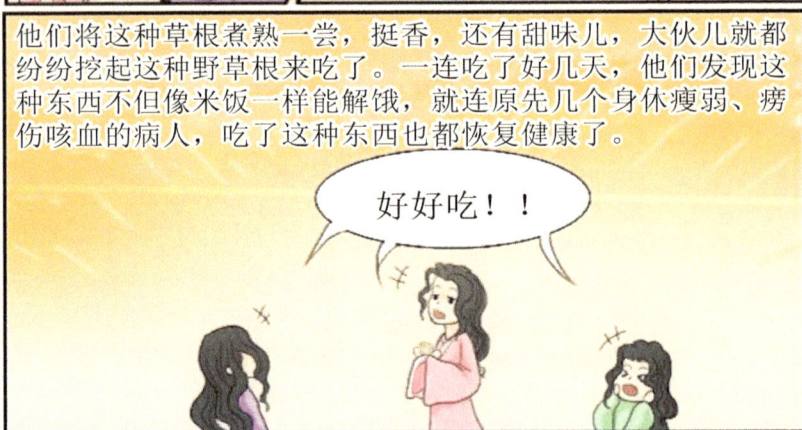

他们将这种草根煮熟一尝，挺香，还有甜味儿，大伙儿就都纷纷挖起这种野草根来吃了。一连吃了好几天，他们发现这种东西不但像米饭一样能解饿，就连原先几个身休瘦弱、痨伤咳血的病人，吃了这种东西也都恢复健康了。

好好吃！！

第二年，有一条采药船偶然来到孤岛。
岛上的人欢天喜地，殷勤接待采药人。

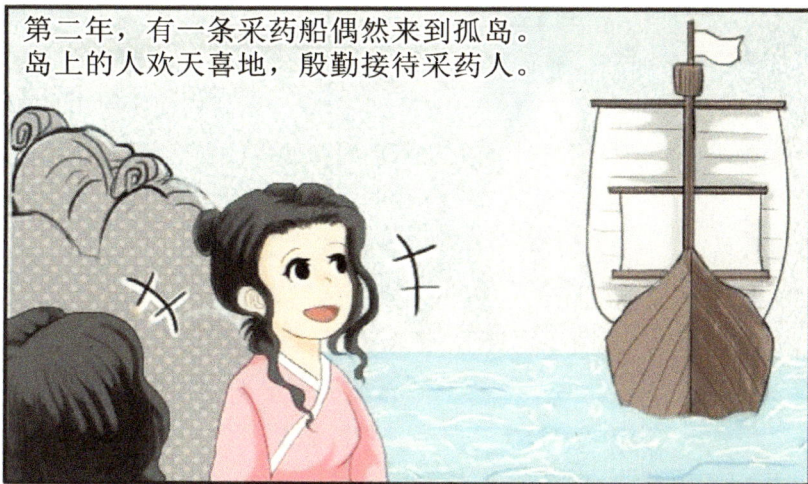

采药人问明了这些妇女和儿童遇难的经过后，感到非常奇怪：这荒岛上根本不长粮食，这些妇女儿童却面色红润。询问后，妇女们把挖来的"大蒜头"拿给采药人看。采药人掐了一点尝尝，很甜，猜想它可能具有药性。后来，采药人想办法找来大船把妇女和儿童带离了孤岛，并且还带回许多"大蒜头"。经过栽种和试验，果然发现这东西有润肺止咳、清心安神的作用，于是就把它当药用了。可是，这药还没名字呢。采药人掐指一算，在岛上遇难的妇女和儿童，合起来一共百人，就把它叫作"百合"了。

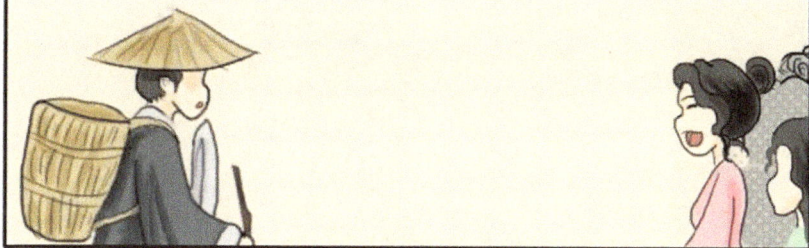

枸杞子

枸杞子味甘性平，
归肝肾经强免疫。
益精明目补肝肾，
红珠延年世人追。

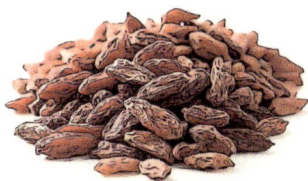

枸杞子，这个小小的红色果实，是大家熟悉的滋补佳品。其味甘，性平，特别擅长滋补肝肾。如果你感到腰膝酸软，可能是肝肾不足的表现。此情况下，枸杞子是理想的选择，与地黄、天冬、菟丝子等药材搭配使用，效果更佳。此外，枸杞子还能益精明目，对于精血不足引起的视物模糊、眼花等症状有很好的改善作用，常与菊花、巴戟天、肉苁蓉等药材同用。简而言之，枸杞子是温和的滋补品，具有滋补肝肾、益精明目、调节免疫的功效。

【主要产地】主要产自宁夏、新疆、甘肃、青海等地。

【性味归经】味甘，性平；归肝、肾经。

【功效主治】

1. 滋补肝肾　用于治疗肝肾不足所致的腰膝酸软，常与地黄、天冬、菟丝子等同用。

2. 益精明目　用于治疗精血不足之目眩眼花，常与菊花、巴戟天、肉苁蓉等同用。

【用法用量】煎服，6~12 克。

【使用注意】本品滋阴润燥，故大便溏薄者慎服。

【现代研究】枸杞子中含有多种生物活性成分，包括类胡萝卜素(如玉米黄质、叶黄素、β-胡萝卜素)、枸杞多糖、枸杞总黄酮、甜菜碱等，这些成分具有协同作用，能够有效保护视力。

【日常妙用】

枸杞炒肉

材料：枸杞子 200 克，熟青笋 100 克，瘦猪肉 500 克，猪油、香油、料酒、酱油、白糖、食盐各适量。

制法：将瘦猪肉洗净，去筋膜，切成肉丝；熟青笋切成细丝；枸杞子洗净。炒锅加热后，用油滑锅，再放入猪油，将肉丝、笋丝同时下锅划散，烹入料酒，加入白糖、酱油、食盐、清汤搅匀，放入枸杞子，颠翻几下，淋入香油搅匀，起锅即成。

用法：日常食用。

功效：滋肝明目，补虚养血。适用于视物模糊、体虚乏力者。

黄 精

黄精味甘性平和，
归脾肺肾调理全。
养阴润肺健脾气，
补肾填精强体魄。

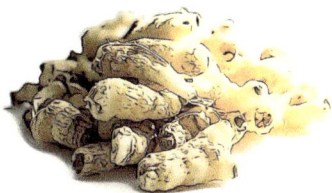

黄精，味甘，性平，具有养阴润肺、益气健脾、补肾填精的作用。本品甘平入肺，能治疗肺气阴两伤所致的干咳少痰，又能益气健脾，可改善脾胃气虚之体倦乏力、食欲不振。此外，黄精还能治疗肝肾亏虚、精血不足所致的头晕、腰膝酸软、须发早白等早衰症状。需要注意的是，本品性质黏腻，易助湿壅气，故脾虚湿阻、中寒便溏者不宜久用。

【主要产地】主要产自湖南。此外，在江西、安徽、山东、山西、浙江等地也有分布。

【性味归经】味甘，性平；归脾、肺、肾经。

【功效主治】

1.养阴润肺　用于治疗肺气阴两伤所致的干咳少痰，可单用熬膏服，或与沙参、川贝母、知母等药同用。

2.益气健脾　用于治疗脾胃气虚所致的体倦乏力、食欲不振，可与党参、白术等补气健脾药物同用。

3.补肾填精　用于治疗肝肾亏虚、精血不足所致的头晕、腰膝酸软、须发早白等早衰症状，可与枸杞子、墨旱莲、女贞子等配伍。

【用法用量】煎服，10~15克。

【使用注意】脾虚湿阻、中寒便溏者慎用。

【现代研究】黄精含有多糖、皂苷、黄酮等化学成分，其药理作用有抗氧化、抗肿瘤、抗炎、抗菌、抗病毒、降血糖血脂、保护心肌细胞、调节免疫等。

【日常妙用】

黄精炖鸡

材料：鸡1只(500~1000克)，黄精20克，党参15克，山药20克，生姜、葱、精盐、胡椒粉、料酒、味精、猪油各适量。

制法：将黄精、党参、山药洗净。生姜切片，葱切段。鸡宰杀后去毛，剁去脚爪，剖腹去内脏，洗净。将洗净的鸡入沸水锅中焯水，捞出后剁成块。锅置火上，倒入猪油，下姜、葱炒出香味，放入鸡块、党参、山药、黄精、精盐、胡椒粉炒至鸡块半熟，加入肉汤、料酒，大火烧开，撇去浮沫，转小火慢炖 1 小时，拣出姜、葱，收汁后加入味精调味即可。

用法：日常食用。

功效：益气养阴，补肾益精。适用于脾胃虚弱所致的便秘、消瘦、纳差。

（戴幸平）

第四节　补阳药

补阳药，又称助阳药。这类药物药味多以甘、辛、咸为主，药性多温热。咸能补肾，辛甘化阳，能补一身之元阳。有些补阳药还具有祛风湿、强筋骨等功效，可用于治疗风湿痹痛、筋骨痿软等。

鹿　茸

鹿茸甘咸补肾肝，
壮阳强骨调冲任。
鹿附汤酒显神效，
虚弱阳事得调治。

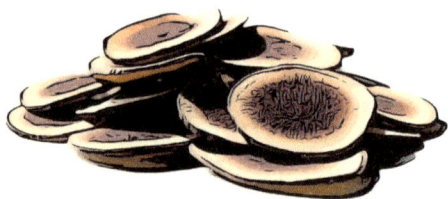

鹿茸作为中药材中的珍品，其味甘、咸，性温，归肾经和肝经，以其独特的温补特性在中医领域占有重要地位。它能够壮肾阳、益精血、强筋骨，对于调理冲任、托疮毒也有显著效果。鹿茸通过补充督脉之阳，增强身体的阳气，对于寒湿引起的身痛、舌白、足跗浮肿等症状有良好的治疗效果。鹿附汤作为中医方剂之一，结合鹿茸、附子、草果、菟丝子和茯苓等药材，具有温补肾阳、淡渗利湿的功效，特别适用于治疗寒湿引起的各种症状。鹿茸的常规用法包括研末冲服、入丸散或浸酒，常用量控制在 1~3 克。然而，鹿茸虽好，却并非人人适宜。阴虚阳亢、血热、胃火盛或外感热病者应避免使用。在中医师的指导下合理使用鹿茸，可以充分发挥其温补和治疗的双重功效。

【主要产地】主要产自吉林、辽宁、黑龙江、河北、四川等地。

【性味归经】味甘、咸，性温；归肾、肝经。

【功效主治】

1. 壮肾阳 用于治疗肾阳虚证之小便频数，常与补骨脂、杜仲、黑芝麻等同用；用于治疗肾阳虚证之遗精早泄，常与肉苁蓉、山药、茯苓等同用。

2. 益精血 用于治疗肾精不足之肾虚耳聋，常与五味子、磁石等同用。

3. 强筋骨 用于治疗精血不足之筋骨痿软，常与人参、杜仲、巴戟天等同用。

4. 调冲任 用于治疗冲任虚寒、崩漏不止，常与海螵蛸、龙骨、续断等同用。

5. 托疮毒 用于治疗疮疡久溃不敛、阴疽疮肿内陷不起，常与肉桂、熟地黄、白芥子等同用。

【用法用量】研末冲服，1~2 克。

【使用注意】服用本品宜从小剂量开始，缓缓增加，不可骤用大量，以免阳升风动或伤阴动血。凡热证均当忌服。

【现代研究】皮洛糖鹿茸肽通过激活胰岛素信号通路，促进成骨细胞的增殖、分化和矿化。

【日常妙用】

人参鹿茸鸡肉汤

材料：鲜人参 1~2 支（或生晒人参 10 克），鹿茸 3~5 克，陈皮 5 克，生姜 3 片，桂圆肉 3~5 枚，鸡肉半斤。

制法：将鸡肉切块，人参、陈皮、桂圆肉洗净，生姜去皮、切片，与鹿茸置于炖盅内，加水 2~3 碗（约 500 毫升），盖好锅盖。将炖盅放在炖锅里，隔水慢火炖 2~3 小时即可。

用法：吃鸡肉，喝汤。

功效：温阳补气，补肾健脾，大补元气。适用于平时畏寒怕冷、手脚冰冷、四肢不温者。

冬虫夏草

冬虫夏草味甘平，
补肺益肾功效显。
止咳化痰强免疫，
虚弱体质得改善。

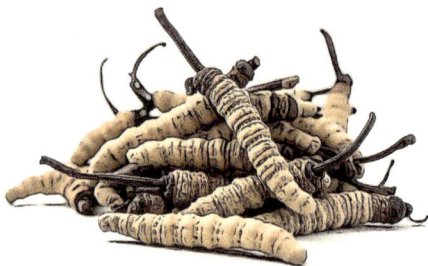

冬虫夏草，这一珍贵的中药材，以其独特的补肺益肾功效而闻名。在中医理论中，冬虫夏草味甘，性平，归肺、肾经，是补虚损、益精气的上佳选择。它不仅能补肾壮阳、补肺平喘，还能止血化痰，用于治疗肾虚阳痿、遗精、头昏耳鸣等症状；对于肺虚或肺肾两虚引起的喘咳、短气、咯血也有显著效果。在方剂学中，冬虫夏草常与其他药材配伍，以增强疗效。例如，治疗肺虚咯血时，可与沙参、麦冬、生地黄等药材配合使用；治疗阳痿遗精症状时，则可与枸杞子、山茱萸、山药等药材同用。这些配伍不仅能够增强冬虫夏草的补益作用，还能针对不同的病症进行调理。此外，现代研究表明，冬虫夏草具有抗炎和免疫调节作用，进一步验证了其在传统医学中的应用价值。

【主要产地】主要产自四川、青海、云南等地。

【性味归经】味甘，性平；归肺、肾经。

【功效主治】

1. 补肾益肺 用于治疗肺肾两虚之久咳，常与百部、五味子、核桃仁等同用。

2. 止血化痰 用于治疗肺阴虚之咳嗽咯血，常与沙参、阿胶、川贝母等同用。

【用法用量】煎服，5~10克。

【使用注意】有表邪者不宜服用。

【现代研究】冬虫夏草具有扩张支气管、调节心率、镇静催眠等作用，并且具有抗癌、降血糖、抗炎、调节免疫等多重功效。在临床应用中，冬虫夏草因其平补阴阳的特性，被视为病后调补的佳品，尤其适用于身体极度虚弱累及肺、肾的人群。临床试验研究也表明，冬虫夏草可以通过免疫干预、抑制肾脏纤维化、减轻滤过膜压力，从而发挥肾保护作用，延缓糖尿病肾病的进展。

【日常妙用】

冬虫夏草炖老鸭

材料：冬虫夏草 10 克，党参 10 克，枸杞子 10 克，老土鸭 750 克，老姜 15 克，大葱结 20 克，胡椒粉 3 克，精盐 10 克，料酒 50 克，鸡精 8 克。

制法：将老土鸭冲洗干净，冬虫夏草用温水浸泡 1 分钟后将表面洗净，党参、枸杞子用温水洗净，老姜洗净。党参切成 2.5 厘米长的段，老姜切成厚片。将老土鸭焯水后用冷水冲洗干净。砂锅中放入清水，倒入老土鸭，旺火烧沸后撇去表面浮沫，再加入冬虫夏草、党参、老姜、大葱结、料酒、胡椒粉。转小火炖煮，直至鸭肉软烂后，加入精盐、鸡精调味即成。

用法：吃鸭肉喝汤。

功效：补肾益肺，止血化痰。适用于肺燥咳嗽、潮热盗汗、腰膝酸软、四肢无力等症。

（李蓓）

第十二章　固涩药

凡具有收敛固涩功效，以敛耗散、固滑脱为主要作用，治疗多汗、遗泄滑脱、崩漏带下的药物，称为固涩药或收涩药。本类药物根据其作用特点，分为收敛止汗、涩肠止泻、涩精缩尿和固崩止带四类。

第一节　收敛止汗药

具有止汗功效，以收敛止汗为主要作用，治疗汗出不止的药物，称收敛止汗药。本类药物主要适用于卫阳不固、津液外泄所致的自汗，以及阴虚内热、迫津外泄引起的盗汗等。

五味子

五味酸温，
生津止渴，
久嗽虚劳，
肺肾枯竭。

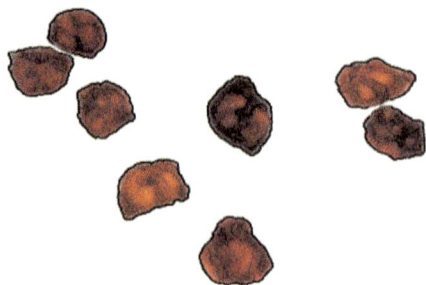

五味子是一味收敛药，为木兰科植物五味子的干燥成熟果实，因其果实具酸、甘、苦、辛、咸五味而得名。《神农本草经》将其列为上品，谓其"主益气，咳逆上气，劳伤羸瘦，补不足，强阴，益男子精"。《伤寒杂病论》作为我国现存最早的中医辨证论治专著，所载含有五味子的方剂共 12 首，其中方名中带有"五味"或直接使用五味子的即达 6 首。通过五味子的不同配伍和用量调整，这些方剂广泛用于肺虚咳喘、肾虚遗精、心悸失眠等证，临床效果显著。

五味子酸甘温润，可内敛肺气而奏止咳平喘之效，用于肺虚久咳、气短乏力等症状。用于治疗肺虚咳喘，常与干姜、细辛配伍以温肺化饮，如小青龙汤；用于治疗肺肾两虚之咳喘，可与熟地黄、山茱萸同用以补肾纳气，如都气丸(也可治疗肾虚遗精、滑精不止)。五味子能收敛固涩、补肾涩精，常与菟丝子、龙骨配伍，如五味子丸。在治疗心悸、失眠时，常与酸枣仁、柏子仁同用以养心安神，如天王补心丹；还可与麦冬、生地黄等配伍，以滋阴清热，如生脉散。

【主要产地】主要产自辽宁、吉林、黑龙江、河北等地。

【性味归经】味酸、甘，性温；归肺、心、肾经。

【功效主治】

1. 收敛固涩　用于治疗阳虚自汗，常与白术、黄芪、浮小麦、麻黄根等同用；用于治疗肺虚久咳，常与罂粟壳同用；用于治疗遗精滑精，常与桑螵蛸、龙骨、山茱萸等同用；用于治疗脾肾虚寒久泻不止，可与吴茱萸、补骨脂、肉豆蔻等同用。

2. 生津止渴　用于治疗阴虚内热之消渴、多饮，常与人参、麦冬、知母、天花粉等同用；用于治疗热病后期、气阴两伤所致的气短体倦、汗多口渴，常与人参、麦冬等同用。

3. 宁心安神　用于治疗阴血不足所致的心悸、失眠，常与酸枣仁、茯神、远志同用。

【用法用量】煎服，3~6 克。研末冲服，每次 1~3 克。

【使用注意】本品酸涩收敛，凡表邪未解、内有实热及痧疹初发者慎用。

【现代研究】

(1)五味子木脂素、五味子醇甲和五味子醇乙等成分均具有明显的镇静催眠作用。

(2)五味子醇甲对强直性惊厥的抵抗作用较为明显，尤其适用于马方综合征引起的惊厥。

【日常妙用】

鲈鱼五味子汤

材料：五味子 50 克，鲈鱼 1 条，料酒、精盐、葱段、姜片、胡椒粉、生油各适量。

制法：将五味子洗净后浸泡。将鲈鱼去鳞、鳃、内脏，洗净后放入锅内，再加入料酒、精盐、葱段、姜片、生油、清水、五味子，煮至鱼肉熟、浓汤成，拣去葱、姜，用胡椒粉调味即成。

用法：每天 1 剂，连服 2 周。

功效：益脾胃，补肝肾，利气行水，益气生津。适用于心悸心慌、失眠多梦、慢性腹泻者。

浮小麦

浮麦甘凉归心经，
固表止汗除骨蒸。
骨蒸劳热诸汗出，
服用此药最适宜。

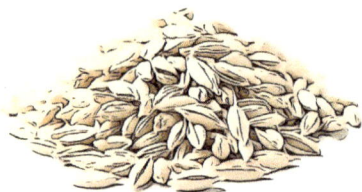

浮小麦，味甘，性凉，归心经，具有养心安神、止汗固表的功效，是中医药中常用的安神止汗药物之一。浮小麦因其轻浮于水面而得名，常见于各种安神止汗的方剂中，如著名的甘麦大枣汤中就有浮小麦的身影。对于学习中医药的人来说，浮小麦也是入门时常常接触到的药材之一。

中药治病，讲究利用药物的偏性来调理人体的失衡。浮小麦味甘，甘能缓和，性凉，凉可清热，因此，在心神不宁、夜间盗汗、自汗等症状的治疗中，浮小麦的应用非常广泛。当人体因心脾两虚或阴虚火旺而出现心悸、失眠、多汗等症状时，浮小麦能够发挥其养心安神的作用，帮助安定心神，改善睡眠质量。同时，浮小麦还具有良好的止汗效果，能够固表止汗，尤其适用于体虚或阴虚引起的自汗、盗汗等症状。

此外，浮小麦还能调和脾胃、促进消化，对于脾胃虚弱引起的食欲不振、消化不良等症状也有一定的辅助治疗作用。浮小麦的轻浮特性使其能够上浮于心脾，起到调和心脾、安神止汗的作用。

【主要产地】全国各地均有栽培，为我国的主要粮食之一。

【性味归经】味甘、咸，性凉；入心经。

【功效主治】

1. 收敛止汗　用于治疗气虚自汗、阴虚盗汗，常与白芍、生地黄等同用。

2. 退热除蒸　用于治疗阴虚发热、骨蒸劳热，常与地骨皮等同用。

【用法用量】煎服，15~30 克，或研末内服。止汗，宜微炒后用。

【使用注意】无汗而烦躁或虚脱汗出者忌用。

【现代研究】浮小麦能够有效改善硝酸毛果芸香碱引起的小鼠汗症症状，减少小鼠脑组织中的乙酰胆碱含量，抑制乙酰胆碱受体蛋白的表达。

【日常妙用】

小麦山药汤

主料：浮小麦 15 克，山药 15 克，白砂糖适量。

制法：将浮小麦、山药一同放入药罐内，加入适量清水，煎煮 20 分钟后去渣留汁，再加入白砂糖即成。

用法：每次服用 50 毫升，每日早、晚各服 1 次。

功效：补气敛汗。适用于小儿夜间盗汗或白天自汗等症。

第二节　涩肠止泻药

具有止泻功效，以涩肠止泻为主要作用，治疗久泻滑脱的药物，称为涩肠止泻药。本类药物主要适用于久泻久痢、大便清稀、日久不愈、脘腹冷痛、喜温喜按等虚寒症状。若属湿热痢疾，则不宜使用。

肉豆蔻

肉蔻辛温，
脾胃虚冷，
冷痢不休，
功可立等。

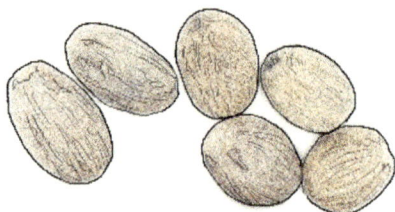

肉豆蔻，味辛，性温，归脾、胃、大肠经，具有温中行气、涩肠止泻的功效，是中医药中常用的温中止泻药物之一。肉豆蔻因其香气浓郁、质地坚硬而得名，常见于各种温中止泻的方剂中，如著名的四神丸中就有肉豆蔻。对于学习中医药的人来说，肉豆蔻也是入门时常常接触到的药材之一。

中药治病，讲究利用药物的偏性来调理人体的失衡。肉豆蔻味辛，辛能行散，性温，温可散寒，因此在治疗脾胃虚寒、腹泻、腹痛等症中，肉豆蔻的应用非常广泛。当人体因脾胃虚寒或肾阳不足而出现腹泻、腹痛、食欲不振等症状时，肉豆蔻能够发挥其温中行气的作用，帮助温暖脾胃，改善消化功能。同时，肉豆蔻还具有良好的涩肠止泻效果，能够固涩肠道，尤其适用于脾胃虚寒引起的腹泻、久泻不止等症状。

此外，肉豆蔻还能温肾助阳，对于肾阳虚引起的腰膝冷痛、畏寒肢冷等症状也有一定的辅助治疗作用。肉豆蔻的温热特性使其能够温暖脾肾，起到温中止泻、行气止痛的作用。

【主要产地】主要产自马来西亚、印度尼西亚、印度、巴西等地，广东、云南等地已引种试种。

【性味归经】味辛，性温；有小毒；归脾、胃、大肠经。

【功效主治】

1. 涩肠止泻　用于治疗脾肾虚寒所致便溏久泻，常与吴茱萸、补骨脂等同用。

2. 温中行气　用于治疗寒郁中焦所致脘腹冷痛，常与木香、大枣、半夏等同用。

【用法用量】煎服，3～10 克。入丸散，每次 0.5～1 克。宜煨熟去油后使用。

【使用注意】湿热泻痢、胃热疼痛者忌用。未经炮制或用量过大，可致中毒。

【现代研究】肉豆蔻原液和石油醚提取物可减少豚鼠稀便的平均次数或延长潜伏期。

【日常妙用】

豆蔻饼

材料：面粉 500 克，肉豆蔻 30 克，生姜汁 30 毫升，食盐适量。

制法：将肉豆蔻去壳，研成粉。在面粉中加入生姜汁和适量水和面后，擀成大片薄饼，用模具刻出小薄饼。将小薄饼两面沾匀肉豆蔻粉，制成生坯。将薄饼生坯码放在烤盘中，放入预热的烤箱，设置烤箱温度为 180 ℃，上下火，烤制 20 分钟即可出炉。

用法：每日 2～3 次，每次嚼食 1～2 小块，直至痊愈。

功效：温中，健脾，消食，止泻。适用于小儿脾虚腹泻或受凉后所致的水泻。

乌　梅

乌梅酸温，
收敛肺气，
止渴生津，
能安泻痢。

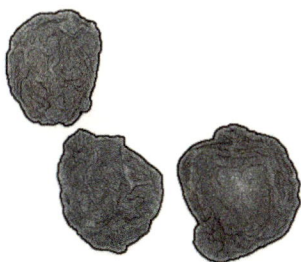

乌梅，味酸涩，性平，归肝、脾、肺、大肠经。其性酸涩，能收敛固涩，具有生津止渴、涩肠止泻、安蛔止痛的功效。乌梅在中医药中应用广泛，尤其在治疗津液不足、肠道滑脱、蛔虫腹痛等方面有着显著的效果。常见的方剂如乌梅丸、乌梅汤等，均以乌梅为核心药材。

乌梅的酸味能够刺激唾液分泌，起到生津止渴的作用，对于口干舌燥、咽喉不适等症状有良好的缓解效果。同时，乌梅的涩性能够固涩肠道，对于久泻久痢、大便失禁等肠道滑脱症状也有较好的治疗作用。此外，乌梅还能安蛔止痛，对于蛔虫引起的腹痛、呕吐等症状，乌梅能够通过其酸涩的特性，使蛔虫安伏，从而缓解疼痛。

【主要产地】主要产自重庆、四川、福建、贵州、湖南、浙江、湖北等地。

【性味归经】味酸、涩，性平；归肝、脾、肺、大肠经。

【功效主治】

1. 涩肠止泻　用于治疗脾肾阳虚所致的久泻不止，常与肉豆蔻、人参、诃子等同用。

2. 敛肺止咳　用于治疗肺虚久咳少痰或干咳无痰，常与罂粟壳、苦杏仁等同用。

3. 生津止渴　用于治疗阴虚内热烦渴，常与天花粉、麦冬、人参等同用。

4. 安蛔止痛　用于治疗蛔厥腹痛，常与花椒、干姜、川楝子等同用。

【用法用量】煎服，6~12克。止泻、止血宜炒炭使用。

【使用注意】有实邪者忌服，胃酸过多者慎服。

【现代研究】乌梅含有10多种有机酸，其中柠檬酸含量最高，柠檬酸可通过味觉反射来刺激患者唾液腺，增加腺体的分泌，以缓解多种疾病引起的口干、口渴等症状。

【日常妙用】

萝卜乌梅汤

材料：新鲜萝卜250克，乌梅3枚，食盐适量。

制法：将新鲜萝卜洗净，切片备用。先煎煮乌梅，去渣取汁半碗，再同萝卜片倒入锅中，加水适量煮汤，入食盐调味即成。

用法：做菜食用。

功效：消食化滞，下气宽中。适用于饮食积滞引起的胸闷、烧心、腹胀、气逆等症。

诃 子

诃子味苦，
涩肠止痢，
痰嗽喘急，
降火敛肺。

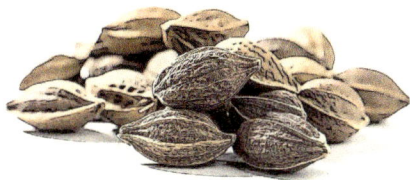

诃子，味苦、酸、涩，性平，归肺、大肠经，具有敛肺止咳、涩肠止泻的功效，是中医药中常用的止咳止泻药物之一。诃子因其果实形似橄榄，质地坚硬而得名，常见于各种止咳止泻的方剂中，如著名的诃子汤中就有诃子。

诃子味苦、酸、涩，苦能降泄，酸涩能收敛，因此在肺虚咳嗽、久泻久痢等症的治疗中，诃子的应用非常广泛。当人体因肺气虚弱或大肠滑脱而出现咳嗽、气喘、久泻不止等症状时，诃子能够发挥敛肺止咳的作用，帮助收敛肺气，改善咳嗽症状。同时，诃子还具有良好的涩肠止泻效果，能够固涩大肠，尤其适用于脾虚或大肠滑脱引起的久泻、久痢等症。

此外，诃子还能清肺化痰，对于肺热痰多引起的咳嗽、痰黄黏稠等症状也有一定的辅助治疗作用。诃子的酸涩特性使其能够收敛肺气、固涩大肠，起到止咳平喘、涩肠止泻的作用。

【主要产地】主要产自广东、云南、广西等地。

【性味归经】味苦、酸、涩，性平；归肺、大肠经。

【功效主治】

1. 涩肠止泻　用于治疗脾虚久泻、肠风下血，常与黄连、木香、甘草等同用。

2. 敛肺利咽　用于治疗肺虚咳喘、咽痛音哑，常与桔梗、甘草等同用。

【用法用量】煎服，3~10克。

【使用注意】气虚者忌多服。

【现代研究】

（1）诃子粗提物可使鸡空肠平滑肌的自发性收缩运动受到抑制，表明诃子粗提物可能通过抑制小肠运动的张力和收缩频率，使肠管内容物的停留时间延长，从而发挥止泻作用。

（2）诃子水提取液和醇提取液对兔离体肠平滑肌的自发性收缩活动有显著抑制作用。

【日常妙用】

诃子菱角饮

材料：薏苡仁 30 克，诃子 15 克，将菱角 15 克，白砂糖 20 克。

制法：将菱角、诃子洗净，薏苡仁淘去泥沙。将菱角、诃子、薏苡仁放入铝锅内，加水适量。置武火上烧沸，再用文火煮 30 分钟。加入白砂糖搅匀即可。

用法：每日 3 次，每次饮 100 毫升。

功效：祛湿利水，消痞散结。适用于食管癌患者。

第三节　涩精缩尿药

凡具有固精止遗、缩尿止带功效，以固摄精关、约束膀胱为主要作用，治疗遗精滑精、尿频遗尿的药物，称为涩精缩尿药。本类药物主要适用于久泻久痢、大便清稀、日久不愈、脘腹冷痛、喜温喜按等虚寒病证。若属湿热痢疾，则并非所宜。

山茱萸

山茱性温，
涩精益髓，
肾虚耳鸣，
腰膝痛止。

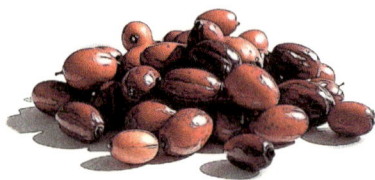

山茱萸，味酸涩，性微温，归肝、肾经。其酸涩的特性，能收敛固涩，具有补益肝肾、固精缩尿、止汗止血的功效。在中医药中，山茱萸常用于治疗肝肾不足、遗精滑泄、尿频遗尿、自汗盗汗等症状，是滋补肝肾、固摄精气的常用药物之一。

山茱萸的酸涩之性，能够收敛固涩，对肝肾不足导致的遗精、滑泄、尿频、遗尿等症状有显著的改善作用。同时，山茱萸还有补益肝肾的功能，对肝肾亏虚引起的腰膝酸软、头晕耳鸣、乏力等症状有较好的调理效果。此外，山茱萸还具有止汗、止血的作用，对自汗、盗汗、崩漏、便血等出血性疾病有一定的治疗作用。

在中国传统文化中，山茱萸也承载着丰富的文化内涵。古人认为山茱萸具有辟邪驱鬼的作用，因此在重阳节有佩戴山茱萸的习俗。唐代诗人王维在《九月九日忆山东兄弟》中写道："遥知兄弟登高处，遍插茱萸少一人。"表达了对故乡和亲人的思念之情。

【主要产地】主要产自浙江、河南、安徽、四川、陕西、山西等地。

【性味归经】味酸、涩，性微温；归肝、肾经。

【功效主治】

1. 收敛固涩　用于治疗遗精滑精、遗尿尿频，常与补骨脂、桑螵蛸等同用；用于治疗崩漏下血、月经过多，常与当归、白芍等同用；用于治疗大汗虚脱，常与人参、附子同用。

2. 补益肝肾　用于治疗肝肾不足、腰膝酸软，常与熟地黄、杜仲、淫羊藿同用。

【用法用量】煎服，6~12克。急救固脱，可用20~30克。

【使用注意】孕妇慎用。

【现代研究】山茱萸环烯醚萜苷对脑缺血沙土鼠学习记忆能力以及海马区BDNF蛋白表达均有促进作用。

【日常妙用】

山萸肉粥

材料：山茱萸肉15克，粳米60克，白糖20克。

制法：将山茱萸肉洗净，去核。与粳米同入砂锅煮粥，倒入适量清水，待粥将熟时，再加入白糖即可。

用法：每日1~2次，连服3~5日。

功效：补益肝肾，涩精敛汗。适用于围绝经期潮热盗汗、头晕目眩、耳鸣酸软、失眠多梦等症。

第四节　固崩止带药

具有固崩止带功效，以固崩止带为主要作用，治疗崩漏带下的药物，称固崩止带药。本类药物主要适用于冲任不固、带脉失约所致的崩漏下血、带下淋漓等症。

海螵蛸

海螵蛸咸，
漏下赤白，
症瘕疝气，
阴肿可得。

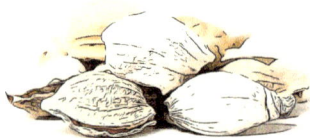

海螵蛸，味咸、涩，性微温，归肝、肾、脾、胃经，具有收敛止血、固精止带的功效，是中医药中常用的止血固涩药物之一。海螵蛸因其质地坚硬、形似乌贼骨而得名，常见于各种止血固涩的方剂中，如著名的固冲汤中就有海螵蛸。

海螵蛸味咸涩，咸能软坚，涩能固涩；其性平，平可调和。因此，在治疗出血不止、遗精滑精、带下清稀等症状中，海螵蛸的应用非常广泛。当人体因肝肾亏虚或冲任不固而出现崩漏、月经过多、遗精滑精等症状时，海螵蛸能够发挥其收敛止血的作用，帮助固摄血液，改善出血症状。同时，海螵蛸还具有良好的固精止带效果，能够固涩下焦，尤其适用于肾虚不固引起的遗精、滑精、带下等症状。

此外，海螵蛸还能补益肝肾，对于肝肾不足引起的腰膝酸软、头晕耳鸣等症状也有一定的辅助治疗作用。海螵蛸的咸涩特性使其能够收敛固涩、止血固精，起到调和肝肾、固涩下焦的作用。

【主要产地】主要产自浙江、江苏、广东、福建、山东、辽宁等地。

【性味归经】味咸、涩，性微温；归肝、肾、脾、胃经。

【功效主治】

1. 止带固精　用于治疗肾虚失摄之带下清稀，常与山药、牡蛎、续断等同用。用于治疗脾虚失约之白带量多，常与党参、白术、芡实等同用；用于治疗肾失封藏之遗精滑精，常与山茱萸、菟丝子、沙苑子、龙骨等同用。

2. 固崩止漏　用于治疗冲任不固所致的崩漏下血，常与黄芪、山茱萸等同用。

3. 制酸止血　用于治疗脾胃虚寒所致的胃痛吐酸，常与浙贝母、白芷等同用。胃出血者，常与白及等分为末服用；外伤出血者，可单用本品研末外敷。

4. 收湿敛疮　用于治疗湿疮湿疹，常与黄连、黄柏、青黛、煅石膏研末外用。

【用法用量】煎服，6~12克。外用适量。

【使用注意】本品收敛除湿，易伤阴助热，故阴虚多热者慎用。

【现代研究】用从海螵蛸中提取的 CBP-s 预处理小鼠 3 天和 5 天，再用无水乙醇诱导其胃黏膜损伤，结果证实 CBP-s 对乙醇诱导的小鼠胃黏膜损伤具有细胞保护作用。

【日常妙用】

海螵蛸炖鸡

主料：海螵蛸 2 克，鸡肉 90 克，精盐、味精各 1 克。

制法：将鸡肉洗净、切块，海螵蛸打碎备用。将鸡肉、海螵蛸同放入瓷罐内，加水 500 毫升及适量精盐，上笼蒸熟，食时加味精。

用法：吃鸡肉，喝汤。

功效：益气温中，收涩止血。适用于脾虚型崩漏、下血色淡、面色萎黄等症。

（张健）

第十三章 平肝息风药

凡以平肝潜阳、息风止痉为主要作用，主治肝阳上亢或肝风内动的药物，称为平肝息风药，如石决明、珍珠母、珍珠、代赭石、蒺藜、牛黄、钩藤、地龙、全蝎、蜈蚣、牡蛎、玳瑁、羚羊角、僵蚕等。

此类药物皆入肝经，多为介类、昆虫等动物药及矿物药，具有平肝潜阳、息风止痉及镇静安神等作用。平肝息风药可分为两类：一类是以平肝潜阳为主要作用的平抑肝阳药；另一类是以息肝风、止痉抽为主要作用的息风止痉药。由于肝风内动以肝阳化风为多见，且多数息风止痉药兼具平肝潜阳的作用，因此这两类药物常互相配合应用，故又将这两类药物合称为平肝息风药。使用时，应根据引起肝阳上亢及肝风内动的病因及兼证进行适当配伍。

天 麻

天麻味甘性平和，
归肝入络息风专。
平肝潜阳止眩晕，
通络祛风解挛顽。

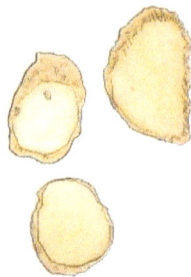

天麻，味甘，性平，归肝经，有平肝潜阳、息风止痉、通络祛风之功效。其辛散之性可平肝阳，善治肝阳上亢所致的眩晕、头痛等症。同时，天麻又能息风止痉，对肝风内动引起的惊痫抽搐、肢体麻木、手足不遂等有良好疗效，且长于通络祛风，可缓解风中经络之筋脉拘挛、关节屈伸不利等情况。天麻虽为良药，但气血亏虚严重者需慎用，因其偏于辛散走窜，恐耗伤正气。

【主要产地】主要产自四川、重庆、云南、贵州、湖北、陕西等地。

【性味归经】味甘，性平；归肝经。

【功效主治】

1.平肝息风　用于治疗肝阳上亢所致头痛眩晕，常与钩藤、牛膝等同用；用于治疗各种原因所致的惊痫抽搐，常与钩藤、全蝎等同用。

2.祛风通络　用于治疗风寒湿痹、关节疼痛，常与秦艽、羌活、桑枝等同用。

【用法用量】煎服，3~10克。

【现代研究】天麻素具有抗氧化、抗炎、调节神经递质和抑制神经细胞凋亡等作用，国内外大量实验证明天麻素可能是治疗中枢神经系统疾病的潜在药物。天麻素可下调 miR-155 的表达，激活 Notch 通路，对脑卒中大鼠的神经具有保护作用。

【日常妙用】

天麻枸杞瘦肉汤

材料：天麻25克，枸杞子15克，瘦肉适量。

制法：将天麻、枸杞子放入锅中，加水，文火煮1小时，然后放入洗净的瘦肉煮熟后食用。

用法：吃瘦肉，喝汤。

功效：补肝肾，止眩晕。适用于肝肾阴虚导致的头晕目眩，以及脑震荡后遗症导致的头昏、头痛等症。

钩　藤

钩藤味甘又性凉，
归肝心包清热安。
息风止痉平肝木，
清热透邪除躁烦。

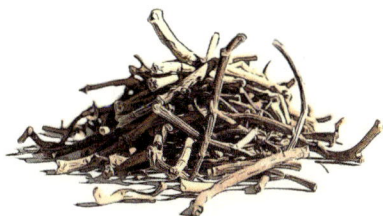

钩藤，味甘，性凉，归肝、心包经，具有息风止痉、平肝清热之效。其甘寒之性可清肝热，能治疗肝热生风引发的小儿惊风、癫痫抽搐等；平肝之力，可治肝阳上亢导致的头晕目眩、头痛等症状。同时，钩藤能清热透邪，对温热病热盛动风、烦躁不安等有缓解之功。钩藤入煎剂宜后下，因其有效成分钩藤碱加热后易被破坏。素体虚寒、无热证者应慎用钩藤，以防寒上加寒、损伤阳气。

【主要产地】主要产自广东、广西、湖南、四川、江西、贵州等地。

【性味归经】味甘，性凉；归肝、心包经。

【功效主治】

1.息风止痉　用于治疗肝热生风所致惊痫抽搐，常与天麻、全蝎、僵蚕等同用。

2.清热平肝　用于治疗肝火上炎所致头痛眩晕，常与夏枯草、龙胆草等同用。

【用法用量】煎服，3～12克。其有效成分钩藤碱加热后易被破坏，故不宜久煎。

【现代研究】钩藤中的化学成分种类繁多，类型多样，主要包括生物碱类、萜类、黄酮类和有机酸类等。随着国内外对钩藤药理学研究的不断深入，人们逐步确定了单萜吲哚类生物碱是其发挥药理作用的重要物质基础，钩藤在癌症和心脑血管系统等疾病的治疗中均呈现出较好的效果。近年来研究发现，钩藤具有显著的神经保护作用。在神经保护方面，钩藤可通过抗氧化、清除自由基、调节神经递质及其相关受体、调节炎症因子及相关通路、抗神经细胞凋亡、降低胞内 Ca^{2+} 超载、改善神经退行性病变等途径发挥作用。

【日常妙用】

葛根钩藤汤

材料：干葛根 30 克(鲜葛根 100 克)，钩藤 15 克。

制法：将葛根洗净、切片，加水煎煮 30 分钟，再放入钩藤，煎煮 15 分钟即可。

用法：代茶饮。

功效：升清生津，平肝息风。适用于高血压伴有兴奋、烦躁、头痛、口渴、肩背拘急者。

全　蝎

全蝎味辛性平毒，
归经肝络祛风殊。
息风止痉惊痫解，
通络攻毒痹痛除。

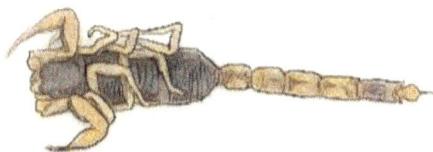

全蝎，味辛，性平，有毒，归肝经，有息风止痉、通络止痛、攻毒散结的功效。其辛散走窜，善入肝经，可平息内风，治疗肝风内动之痉挛抽搐、小儿惊风、中风口眼㖞斜等症。此外，全蝎通络之功显著，能缓解顽固性偏正头痛、风湿顽痹之关节疼痛、屈伸不利等，且可攻毒散结，用于治疗疮疡肿毒、瘰疬结核等。全蝎有毒，用量不宜过大，孕妇禁用，以防堕胎及中毒。

【主要产地】以山东、河北、河南、陕西、湖北、山西等省分布较多。

【性味归经】味辛，性平；有毒；归肝经。

【功效主治】息风止痉，通络止痛，攻毒散结。常用于破伤风所致痉挛抽搐，以及风中经络、口眼㖞斜、风湿顽痹、肢节疼痛、疮疡肿毒、瘰疬痰核等。

【用法用量】3~6克，春末至秋初捕捉，除去泥沙，置沸水或沸盐水中，煮至全身僵硬，捞出，置通风处，阴干。

【现代研究】主要活性成分为蝎毒、甾体衍生物、生物碱等。全蝎具有镇痛抗炎、抗癌、抗癫痫、抗惊厥、抗凝、抗菌、促生长、提高免疫力等药理作用。

【使用注意】血虚生风者及孕妇忌用。

【日常妙用】

全蝎赤小豆昆布汤

材料：全蝎3克，赤小豆50克，昆布10克，三七片2克，猪瘦肉300克，生姜3片。

制法：全蝎用胶袋盛放，倒入热水烫后，洗净；赤小豆、昆布洗净，稍浸泡；三七打碎；猪瘦肉洗净，整块保留，不切块。将上述食材一起与生姜放进炖盅内，加入冷开水1500毫升（约6碗水量），盖上盅盖，隔水炖约3小时，然后加入适量盐、油即可。

用法：代茶饮。

功效：清热化瘀，化痰散结。适用于肺热型和痰瘀型痤疮患者。

地　龙

地龙味咸寒入经，
归肝脾膀平喘宁。
清热息风定惊乱，
通络利尿血瘀清。

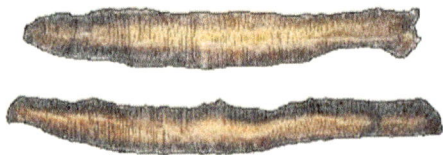

地龙具有清热息风、通络、平喘、利尿的功效。其咸寒之性可清热息风，治疗高热神昏、惊痫抽搐等热极生风之证。地龙善于通络，可用于治疗痹证关节疼痛、屈伸不利以及中风后半身不遂等经络不通之症；又能平喘，对肺热哮喘有缓解作用；且可利尿，有助于消除水肿、小便不利以及热淋涩痛等，对瘀血阻络证也有一定的消散作用。由于本品性寒，脾胃虚寒者不宜大量使用，且地龙有腥味，入煎剂可能会引起部分患者出现恶心、呕吐等不适。

【主要产地】世界各地所有湿度合适并含足够有机物质的土壤。

【性味归经】味咸，性寒；归肝、脾、膀胱经。

【功效主治】清热息风，清肺平喘，通络止痛，清热利尿。常用于治疗高热神昏、痉挛抽搐、肺热哮喘、喉中痰鸣、风湿热痹、关节肿痛、热结膀胱、小便涩痛等。

【用法用量】5~10克，研末服，每次1~2克。

【现代研究】地龙富含多种活性成分和高度不饱和脂肪酸，如油酸、亚油酸、亚麻酸、花生四烯酸等。地龙具有极高的药理活性，其功效包括抗血栓、降压、抗癌、抗心律失常、增强免疫、解热镇痛、抗溃疡、抗肝纤维化和保护肝脏等。

【使用注意】

(1)胃呆纳少者不宜多用。

（2）阳气虚损、脾胃虚弱、肾虚喘促、血虚不能濡养筋脉者不宜使用。

（3）畏葱、盐。

（4）伤寒非阳明实热狂躁者不宜用，温病无壮热及脾胃虚弱者不宜用，黄疸缘大劳、腹胀属脾肾虚、阴虚成痨瘵者，皆为所忌。

（5）常规剂量毒性小，过量使用可出现头痛、头昏、血压先升后降、腹痛、呼吸困难、消化道出血。

【日常妙用】

桃仁地龙饼

材料：桃仁10克，地龙10克，红花、当归、川芎各10克，黄芪100克，玉米面400克，小麦面100克，白糖适量。

制法：将桃仁去皮，略炒后研碎，地龙酒炒后研成细末，余药水煎取汁；以药汁和玉米面、小麦面、地龙粉及白糖，制成小饼，撒上桃仁末，烙熟。

用法：每日1~2次，每次1~2个。

功效：益气活血，通络起痿。适用于中风后遗症之半身不遂、口眼㖞斜，亦可用于小儿麻痹后遗症。

（彭伟军、徐霞）

第十四章　安神药

凡具有安神定志功效，以镇惊、养心为主要作用，治疗神志不安的药物，称为安神药。安神药分为重镇安神药和养心安神药两类，分别适用于心神受扰及心神失养所致的惊悸怔忡、失眠多梦等病症。本类药物多属对症治标之品，部分矿石类药物有毒，应中病即止，不可久服。

酸枣仁

酸枣仁平安五脏，
除风去痹骨能坚。
补中益气宁心志，
更治虚烦不得眠。

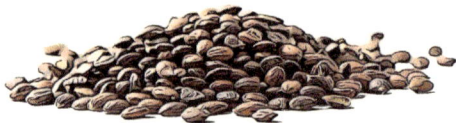

酸枣仁，味甘、酸，性平，归心、肝、胆经，具有养心安神、敛汗生津的功效，是中医药中常用的安神敛汗药物之一。酸枣仁因其果实味酸而得名，常见于各种安神敛汗的方剂中，如著名的酸枣仁汤中就有酸枣仁。

中药治病，讲究利用药物的偏性来调理人体的失衡。酸枣仁味甘、酸，甘能缓和，酸能收敛；性平，平可调和。因此，在心神不宁、失眠多梦、自汗盗汗等症状的治疗中，酸枣仁的应用非常广泛。当人体因心肝血虚或阴虚火旺而出现心悸、失眠、多汗等症状时，酸枣仁能够发挥其养心安神的作用，帮助安定心神，改善睡眠质量。同时，酸枣仁还具有良好的敛汗效果，能够固表止汗，尤其适用于体虚或阴虚引起的自汗、盗汗等症状。

此外，酸枣仁还能生津润燥，对阴虚津亏引起的口干舌燥、心烦不安等症状也有一定的辅助治疗作用。酸枣仁的酸甘特性使其能够滋养心肝、收敛固涩，起到调和心肝、安神敛汗的作用。

【主要产地】主要产自山东、河北、河南、陕西、辽宁等地。

【性味归经】味甘、酸，性平；归心、肝、胆经。

【功效主治】

1.养心安神　用于治疗阴血不足，心悸失眠：若心肝血虚之心悸、失眠，常与当归、何首乌、龙眼肉等配伍；若肝虚有热之虚烦不眠，常与知母、茯苓、川芎等配伍；若心脾气虚之心悸失眠，常与当归、黄芪、党参等配伍；若心肾不足、阴虚阳亢之心悸失眠、健忘梦遗，可与麦冬、生地黄、远志等配伍。

2.敛汗生津　用于治疗体虚自汗、盗汗，常与五味子、山茱萸、黄芪等同用。

【用法用量】煎服，6~15克；研末吞服，每次1.5~3克。

【使用注意】有实邪及滑泄者慎服。

【现代研究】酸枣仁皂苷是酸枣仁发挥镇静催眠作用的最主要的化学成分。

【日常妙用】

酸枣仁粥

材料：粳米100克，炒酸枣仁（打碎）10克，食盐适量。

制法：将炒酸枣仁放入锅中，加水1500毫升，煎至1000毫升，去渣。粳米洗净后放入药液中煮成粥。加少量食盐调味即可服用。

用法：每日1~2次。

功效：养阴宁心，补肝安神。适用于心肝血虚所致的心烦失眠、心悸、体虚自汗等症。

柏子仁

柏子味甘，
补心益气，
敛汗润肠，
更疗惊悸。

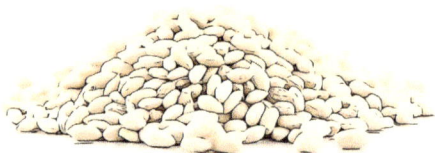

柏子仁，味甘，性平，归心、肾、大肠经，具有养心安神、润肠通便的功效，是中医药中常用的安神润肠药材之一。柏子仁为柏科植物侧柏的干燥成熟种仁，常见于各种安神润肠的方剂中，如著名的柏子养心丸中就有柏子仁的身影。对于学习中医药的人来说，柏子仁是入门时常常接触到的药材之一。

中药治病，讲究利用药物的偏性来调理人体的失衡。柏子仁味甘，甘能缓和；性平，平可调和。因此，在心神不宁、失眠多梦、肠燥便秘等症状的治疗中，柏子仁的应用非常广泛。当人体因心肾不交或阴虚肠燥而出现心悸、失眠、便秘等症状时，柏子仁能够发挥其养心安神的作用，帮助安定心神，改善睡眠质量。同时，柏子仁还具有良好的润肠通便效果，能够滋润肠道，尤其适用于阴虚津亏引起的便秘、肠燥等症状。

此外，柏子仁还能滋养心肾，对心肾不足引起的腰膝酸软、头晕耳鸣等症状有一定的辅助治疗作用。柏子仁的平和特性使其能够滋养心肾、润肠通便，起到调和心肾、安神润肠的作用。

【主要产地】主要产自山东、河南、河北、陕西等地。

【性味归经】味甘，性平；归心、肾、大肠经。

【功效主治】

1. 养心安神　用于治疗虚烦失眠、心悸怔忡，常与酸枣仁、生地黄等同用。

2. 润肠通便　用于治疗阴血亏虚、肠燥便秘，常与火麻仁、核桃仁等同用。

【用法用量】煎服，3~10克。

【使用注意】便溏及痰多者忌服。

【现代研究】

(1)柏子仁油能不同程度地增加小鼠的睡眠指数；柏子仁皂苷能明显延长小鼠的睡眠时间；柏子仁油及柏子仁霜虽然不能使小鼠直接睡眠，但能显著减少小鼠自主活动次数，增加戊巴比妥钠阈下剂量引起小鼠睡眠的个数，延长戊巴比妥钠引起小鼠的睡眠时间，而对入睡潜伏期无明显影响；柏子仁中总萜类成分具有镇静、催眠和耐缺氧作用，能抑制小鼠的自发活动，延长戊巴比妥钠诱导的小鼠睡眠时间，增加小鼠睡眠次数，延长缺氧小鼠的存活时间。

(2)关于不同含油量柏子仁对小鼠便秘模型和肠推进作用的影响，其结果显示柏子仁含油量在30%时小肠推进作用显著增强。

【日常妙用】

柏子仁炖猪心

材料：猪心1个，柏子仁10克，姜片、葱末少许，盐、鸡精、料酒各适量。

制法：将猪心洗净，横向切成厚片，放沸水里煮一会儿后捞出，然后放进砂锅里，加入柏子仁、姜片、料酒、葱末，倒入适量清水，武火煮沸，文火炖半小时，等猪心煮软后加盐、鸡精即可。

用法：吃猪心，喝汤。

功效：润肠通便，补血养心，养心安神。适用于心悸、怔忡、失眠，以及阴虚血少、产后血虚等引起的肠燥便秘等症。

合欢皮

合欢味甘，
利人心智。
安脏明目，
快乐无虑。

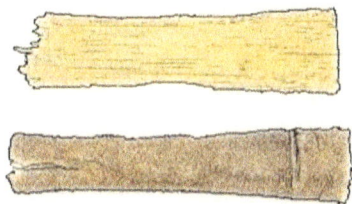

合欢皮，味甘，性平，归心、肝、肺经，具有解郁安神、活血消肿的功效，是中医药中常用的安神解郁的药物之一。合欢皮因其树皮具有独特的纹理和香气而得名，常见于各种安神解郁的方剂中，如著名的合欢皮汤中就有合欢皮的身影。

中药治病，讲究利用药物的偏性来调理人体的失衡。合欢皮味甘，甘能缓和；性平，平可调和。因此，在情志不舒、心神不宁、失眠多梦等症状的治疗中，合欢皮的应用非常广泛。当人体因肝郁气滞或心神失养而出现情绪低落、失眠、心烦等症状时，合欢皮能够发挥其解郁安神的作用，帮助舒缓情绪，改善睡眠质量。同时，合欢皮还具有良好的活血消肿效果，能够促进血液循环，尤其适用于气滞血瘀引起的胸胁胀痛、跌打损伤等症状。

此外，合欢皮还能调和心肝，对心肝不和引起的情绪波动、胸闷胁痛等症状也有一定的辅助治疗作用。合欢皮的平和特性使其能够解郁安神、活血消肿，起到调和心肝、舒缓情志的作用。

【主要产地】主要产自湖北、四川、江苏、浙江、安徽等地。

【性味归经】味甘，性平；有毒；归心、肝、肺经。

【功效主治】

1.解郁安神　用于治疗愤怒忧郁、烦躁失眠，常与柏子仁、丹参、酸枣仁等同用。

2.活血消肿　用于治疗跌仆瘀肿、疮痈肿毒，常与当归、川芎等同用。

【用法用量】煎服，5~10克。

【使用注意】孕妇慎用，风热自汗、外感不眠者禁用。

【现代研究】

（1）合欢皮总皂苷可以通过诱导激活 HepG2 细胞周期阻滞和激活线粒体依赖的半胱天冬酶凋亡信号通路，增加促凋亡蛋白 Bax 的表达，降低抗凋亡蛋白 Bcl-2 的表达，从而抑制肝癌细胞的增殖。

（2）正丁醇萃取部分通过提高小鼠脑内 GABA 含量，降低小鼠脑内谷氨酸和 5-羟色胺含量，发挥抗焦虑作用。

【日常妙用】

首乌藤合欢皮茶

材料：合欢皮 12 克，首乌藤 15 克，蜂蜜适量。

制法：将合欢皮和首乌藤洗净，切碎，共同置于保温瓶中。冲入沸水，盖焖 15 分钟后即可饮用。

用法：代茶饮。

功效：润肠通便，补血养心，养心安神。适用于多梦、贫血、身体疼痛和皮肤麻痹等症。

远　志

远志气温，
能驱惊悸，
安神镇心，
令人多记。

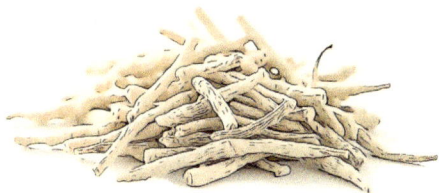

远志，味苦、辛，性温，归心、肾、肺经，具有安神益智、祛痰开窍的功效，是中医药中常用的安神开窍药。远志为远志科植物瓜子金的干燥全草，常见于各种安神益智的方剂中，如著名的远志汤中就有远志。

中药治病，讲究利用药物的偏性来调理人体的失衡。远志味苦，苦能降泄，辛能行散；性温，温可通经。因此，在心神不宁、失眠健忘、痰迷心窍等症状的治疗中，远志的应用非常广泛。当人体因心肾不交或痰浊阻窍而出现心悸、失眠、健忘、神志不清等症状时，远志能够发挥其安神益智的作用，帮助安定心神，改善记忆力和思维能力。同时，远志还具有良好的祛痰开窍效果，能够清除痰浊，尤其适用于痰浊阻窍引起的神志不清、言语不利等症状。

此外，远志还能温肾助阳，对肾阳不足引起的腰膝冷痛、畏寒肢冷等症状也有一定的辅助治疗作用。远志的温通特性使其能够安神益智、祛痰开窍，起到调和心肾、通经活络的作用。

【主要产地】主要产自山西、陕西、河北、河南等地。

【性味归经】味苦、辛，性温；归心、肾、肺经。

【功效主治】

1. 宁心安神　用于治疗心神不安、失眠多梦，常与人参、茯苓、石菖蒲同用。

2. 化痰止咳　用于治疗痰多黏稠、咳痰不爽，常与苦杏仁、浙贝母、瓜蒌、桔梗等同用。

3. 祛痰开窍　用于治疗痰阻心窍、癫痫昏仆，常与半夏、天麻、全蝎等同用。

4.消痈散肿 用于治疗痈疽疮毒、喉痹肿痛，常与黄酒同用。

【用法用量】煎服，3~10克。

【使用注意】大剂量使用可致恶心、呕吐。胃炎及胃溃疡患者慎用。

【现代研究】远志皂苷可显著改善丙泊酚麻醉大鼠的认知功能，其机制与抑制海马神经细胞凋亡和减轻氧化损伤有关。

【日常妙用】

远志枣仁粥

材料：远志10克，炒酸枣仁10克，粳米50克，食盐适量。

制法：将远志、炒酸枣仁放入锅中，加入适量清水，煎煮30分钟后去渣留汁。再倒入淘净的粳米，用文火煮30分钟后，加入食盐即成。

用法：每日2次，早、晚分服。

功效：养心益肝，安神敛汗。适用于血虚心悸、体虚自汗、口渴咽干等症。

（张健）

第十五章 开窍药

开窍药所开之窍为心之孔窍，有开窍醒神的作用，主归心经。本品味辛，故亦称芳香开窍药，具有"走窜能行"的作用特点。此外，开窍药药性有寒热之分，药性属寒凉的主要有牛黄和冰片，药性属温热的主要有麝香、苏合香、安息香、石菖蒲等。开窍药包含：经典开窍方剂，如安宫牛黄丸、至宝丹、苏合香丸等；现代制剂，如醒脑静注射液、清开灵注射液等。开窍药辛香走窜，易伤正气，应中病即止，不可久服。

麝 香

麝香辛温散窜强，
归心脾经开窍良。
醒神回苏昏谵解，
活血通经肿痛攘。

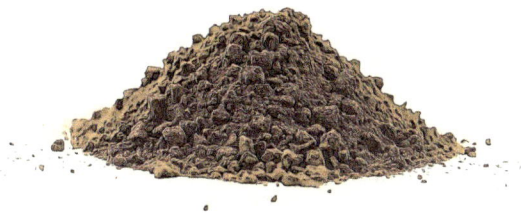

麝香，味辛，性温，归心、脾经，具有开窍醒神、活血通经、消肿止痛之功效。其辛香走窜之性甚烈，为醒神回苏之要药，可用于治疗热病神昏、中风痰厥、气郁暴厥、中恶昏迷等闭证神昏。麝香能活血通经，对瘀血阻滞所致的经闭、症瘕、心腹暴痛、跌打损伤、风寒湿痹等有良好疗效。同时，还可消肿止痛，治疗疮疡肿毒、咽喉肿痛等。麝香走窜之力极强，孕妇禁用，以免堕胎；其香气浓烈，不宜过量久服，以免耗气伤阴。

【主要产地】主要产自四川、西藏、陕西、青海等地。

【性味归经】味辛，性温；归心、脾经。

【功效主治】

1.开窍醒神　用于治疗各种原因所致的闭证神昏，常与牛黄、冰片、朱砂等配伍。

2.活血消肿　用于治疗血瘀经闭、跌打损伤，常与桃仁、木香、三棱等配伍；用于治疗疔疮恶毒，常与蟾酥、牛黄、冰片、珍珠等同用。

3.通络止痛　用于治疗久病入络所致的偏正头痛，常与川芎、桃仁、赤芍等同用。

【用法用量】入丸散，0.03~0.1克。外用适量，不入煎剂。

【现代研究】麝香的主要化学成分有大环酮类化合物、吡啶类化合物、甾体类化合物、多肽蛋白质类化合物、脂肪酸和酯类化合物，以及一些无机元素等。其药理作用包括：毒性；对中枢神经系统的作用；抗炎作用；对心血管系统的作用；对肾上腺素 β 受体的作用；抗早孕作用；雄激素样作用；对免疫功能的影响；抗肿瘤作用，以及抗蛇毒和抗组胺等。在临床上，麝香广泛应用于心绞痛、血管性头痛、儿童智力不全症，以及外科疾病和消化道肿瘤等。

【使用注意】本品能催生下胎，孕妇忌用。

石菖蒲

石菖蒲味辛性温，
归心胃经化湿神。
开窍豁痰醒神志，
和胃理气宁志魂。

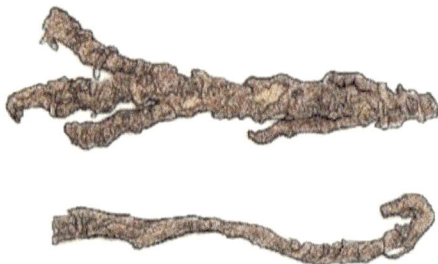

石菖蒲，味辛、苦，性温，归心、胃经，具有开窍豁痰、醒神益智、和胃理气的功效。其辛香走窜，能开心窍、化痰浊，善治痰湿蒙蔽心窍所致的神昏、

癫痫、健忘、耳鸣等。此外，石菖蒲能和胃理气，对湿浊中阻、脘痞不饥、噤口下痢等亦有疗效。石菖蒲芳香偏燥，阴血亏虚、阴虚火旺者慎服，以免耗伤阴液，加重病情。

【主要产地】主要产自四川、浙江、江苏等地。

【性味归经】味辛、苦，性温；归心、胃经。

【功效主治】开窍豁痰，醒神益智，和胃理气。用于治疗神志昏迷、癫狂痴呆、心神不安、湿浊中阻、脘痞腹胀。

【用法用量】5~10克。

【使用注意】孕妇慎用。

【现代研究】石菖蒲含有苯丙素类、萜类等挥发油成分，以及生物碱类、黄酮类、有机酸等非挥发性成分。对中枢神经系统、心血管系统、呼吸系统、消化系统等系统的疾病具有治疗作用，可改善认知障碍，具有抗抑郁、抗焦虑、抗癫痫、抗帕金森、保护心血管、降压、平喘、抑制胃肠道平滑肌收缩等作用。此外，还有抗肿瘤、抗菌、治疗骨质疏松等作用。

【日常妙用】

羊肾黑豆杜仲汤

材料：黑豆50克，杜仲10克，石菖蒲10克，羊肾100克，生姜片10克。

制法：先将剖开洗净的羊肾用开水浸泡3分钟，待用；将黑豆、杜仲、生姜片、石菖蒲煮30分钟，然后加入羊肾，文火炖熟。

用法：吃肉，喝汤。

功效：益肾填精，开窍。适用于肾精亏虚所致的耳鸣、耳聋等症。

（徐霞　余文婷）

第十六章　抗肿瘤药

传统中药在我国的使用历史悠久，古人早已发现其抗肿瘤作用。随着现代医学的进步与发展，中药及其提取物在成分和作用机制方面不断有新的研究进展和阐释。这些天然成分因显著的抗肿瘤功效和较少的不良反应而受到广泛关注，不少中药及其提取物已用于临床治疗肿瘤，如白花蛇舌草、半枝莲、山慈菇、猕猴桃根、灵芝、重楼、浙贝母、薏苡仁等。有些中药在其他章节中已有提及，此处不再赘述。

白花蛇舌草

蛇舌草能清热毒，
利湿消痈显灵术，
肿瘤炎症皆能愈，
叶似蛇舌传千古。

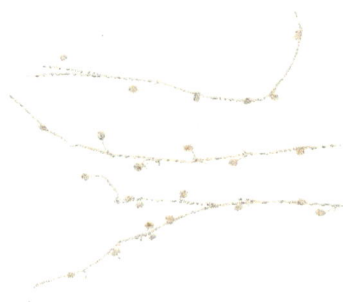

白花蛇舌草，又名蛇舌草、蛇舌癀、蛇针草、白花十字草等，是一种茜草科耳草属的植物，以其全草入药，具有清热解毒、利湿等功效。其味苦、甘，性寒，归胃、大肠、小肠经，常用于治疗肺热喘咳、扁桃体炎、咽喉炎、阑尾炎、痢疾、尿路感染、盆腔炎、附件炎、痈肿疔疮、毒蛇咬伤以及肿瘤等。现代药理学研究显示，白花蛇舌草能增强机体免疫力，抑制肿瘤细胞生长，对多种致病菌如绿脓杆菌、金黄色葡萄球菌、肺炎球菌、痢疾杆菌等有抑制作用。此外，白花蛇舌草提取液还具有良好的美白亮肤、抗氧化、抑菌、保湿等作用，广泛应用于化妆品领域。

【主要产地】主要产自云南、广东、广西、福建、浙江、江苏、安徽等地。

【性味归经】味苦、甘，性寒；归胃、大肠、小肠经。

【功效主治】清热解毒，利尿消肿，活血止痛。主治恶性肿瘤，以及阑尾炎、肝炎、支气管炎、扁桃体炎、喉炎、泌尿系统感染、盆腔炎、附件炎等疾病；外用治疗疮疖痈肿、毒蛇咬伤。现代中医临床用于治疗胃癌、食管癌、肠癌、子宫癌、鼻咽癌等癌症。

【用法用量】内服：煎汤，15~30克，或捣汁。外用：捣敷。

【使用注意】孕妇慎用。

【现代研究】药理学研究发现，白花蛇舌草在抗炎、抗肿瘤、抗氧化和免疫调节等方面有一定效果。白花蛇舌草与半枝莲配伍使用（莲蛇药对）比单药使用，抗肿瘤效果更明显。白花蛇舌草的化学成分主要为环烯醚萜类、黄酮类、蒽醌类、多糖类以及甾醇类，均具有抗肿瘤活性。

半枝莲

半枝莲苦辛寒性，
清热解毒抗肿瘤。
散瘀止血显神功，
利尿消肿功效崇。

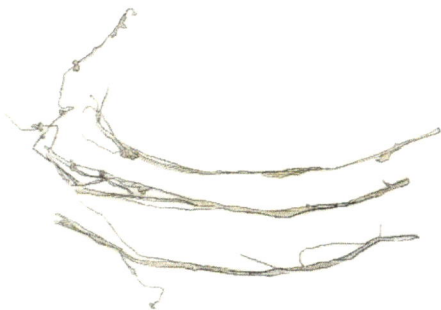

半枝莲，又名赶山鞭、瘦黄芩、牙刷草、田基草等，以其独特的性味归经和功效在传统医学中占有一席之地。它味辛、苦，性寒，归肺、肝、肾经，主要功效为清热解毒、散瘀止血、利尿消肿。在临床上，半枝莲被广泛用于治疗多种疾病，包括疮痈肿毒、咽喉肿痛、毒蛇咬伤、跌仆伤痛，以及水肿黄疸等。此外，半枝莲还具有抗癌作用，对多种肿瘤细胞有一定的抑制效果。在配伍使用上，半枝莲常与白花蛇舌草等药物配合，以增强清热解毒的效果，尤其在中医治疗肿瘤的临床中，这种配伍被广泛认可。半枝莲的用法用量为内服煎汤 15～30 克，鲜品加倍，或入丸、散；外用适量，鲜品捣敷。需要注意的是，本品性寒，故孕妇及脾胃虚寒者慎用。

【主要产地】主要产自华东、华南、西南地区，以及河北、陕西南部、河南、湖北、湖南等地。

【性味归经】味辛、苦，性寒；归肺、肝、肾经。

【功效主治】清热解毒，散瘀止血，利尿消肿。主要用于热毒痈肿、咽喉疼痛、肺痈、肠痈、瘰疬、毒蛇咬伤、跌打损伤、吐血、衄血、血淋、水肿、腹水及癌症。

【用法用量】内服：煎汤，15～30 克，鲜品加倍，或入丸、散。外用：适量，鲜品捣敷。配鱼腥草：两者均具有清热解毒的功效，合用可增强清热、解毒、散瘀、排脓的作用，适用于治疗肺痈。配红花：两者均能活血散瘀、通经止痛，合用可增强功效，常用于治疗跌打损伤瘀痛、关节痛、经闭等。

【使用注意】长期服用对胃肠有一定不良刺激，容易导致腹泻。

【现代研究】半枝莲具有清热解毒、活血化瘀、消肿利尿等功效，是常用于治疗咽喉肿痛、跌打损伤、水肿、黄疸、蛇咬伤等的中草药之一。经药理学研究发现，其具有抗菌、抗炎、抗病毒、抗氧化、抗肿瘤、免疫调节等多种作用，主要化学成分包括黄酮类、二萜类、多糖类、挥发油类及有机酸和微量元素等。

山慈菇

山慈菇甘微辛凉，
化痰散结能力强。
清热解毒抗瘤良，
能治痈肿蛇虫伤。

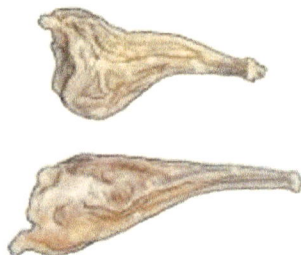

山慈菇，味甘、微辛，性凉，归肝、脾两经。它以其清热解毒、化痰散结的功效而闻名，常用于治疗痈肿疔毒(肿瘤)、瘰疬痰核、淋巴结结核，以及蛇虫咬伤等。现代研究表明，山慈菇含有的化学成分如秋水仙碱，具有良好的抗痛风作用，能够在短时间内显著缓解痛风性关节炎的症状，并有降糖、碱化尿液的作用。此外，山慈菇还被发现具有抗肿瘤、抗氧化、神经保护、抗菌、抗痛风、降脂降糖、提高造血功能及增强免疫力等药理作用。由于山慈菇具有一定的毒性，正虚体弱者应慎用。在使用时，山慈菇的推荐用量为 3~9 克，水煎服，外用适量。

【主要产地】主要产自长江流域以南地区及山西、陕西、甘肃等地。

【性味归经】味甘、微辛，性凉；归肝、脾经。

【功效主治】清热解毒，化痰散结。主要用于痈肿疔毒、瘰疬痰核、淋巴结结核、蛇虫咬伤等。

【用法用量】3~9 克。

【使用注意】外用适量。

【现代研究】长期以来，山慈菇作为传统药物被用于治疗痈肿疔毒、瘰疬结核等疾病。现代研究发现，其具有降血压、降血脂、抗血管生成、抗动脉粥样硬化、抗肿瘤、抗菌、抗氧化等功效。在抗肿瘤方面，山慈菇具有一定的细胞毒活性，可直接杀伤肿瘤细胞，并可通过诱导凋亡抑制肿瘤细胞增殖，抑制肿瘤细胞转移和侵袭。

猕猴桃根

猕猴桃根味酸甘，
清热解毒利湿效。
活血止痛消肿瘤，
利尿消肿又通便。

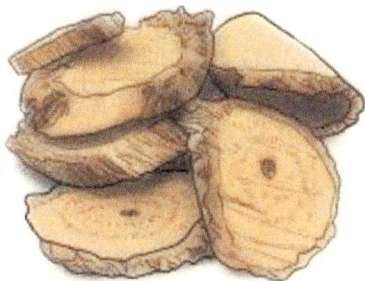

猕猴桃根，也被称作洋桃根或藤梨根，是一种性凉、味酸微甘且略带一点

涩味的中药材。它含有猕猴桃多糖复合物和丰富的维生素 C，这些成分赋予了它抗肿瘤、免疫调节、解热、利尿等作用。在中医中，猕猴桃根归心、脾、肝、肾经，具有清热利湿、活血消肿的功效。它被用于治疗肿瘤、消化不良、水肿等，尤其是胃肠道肿瘤。使用时，内服可以煎汤，一般用量为 50~100 克，或者炖猪肠；外用则捣敷。这种看似普通的植物根部，实则蕴含着强大的药用价值，是中医药宝库中的一颗璀璨明珠。因其性凉，脾胃虚寒者和孕妇慎用。

【主要产地】主要产自长江流域以南省区，北至西北地区。

【性味归经】味酸、微甘，性凉；有小毒；归心、脾、肝、肾经。

【功效主治】清热利湿，降火解毒，润燥通便，活血止痛，利尿消肿。主要用于消化道肿瘤、肺癌等。

【用法用量】内服：煎汤，15~30 克，或炖猪肠。外用：捣敷。

【使用注意】孕妇不宜服用。

【现代研究】研究者从猕猴桃根中主要分离出两类化合物：一类是胡萝卜苷、β-谷甾醇及糖类等在植物内普遍存在的物质；另一类是皂苷、多糖、蒽醌类化合物和黄酮类化合物等被证明有药用价值的物质。目前，已对 6 种以上的猕猴桃属植物的根进行了初步的抗肿瘤活性试验，包括活性部位筛选、活性成分分析以及体内外抗肿瘤活性等试验。试验结果表明，各种猕猴桃根均具有不同程度的抗肿瘤效果，整体显示出广泛的抗癌活性，对胃癌、大肠癌、食管癌、肺癌和乳腺癌等癌细胞均表现出较好的药理作用，具有良好的开发前景。然而系统性研究仍不够深入，缺乏广度和深度，如猕猴桃属植物共有 66 种，其中尚有近 60 种缺乏基础研究。此外，其抗癌机制等也值得深入研究。

【日常妙用】

猕猴桃根炖猪肠汤

材料：猕猴桃根 20 克，猪大肠 200 克，生姜 10 克，食盐、大蒜、葱段、味精各适量。

制法：将猕猴桃根洗净、切碎；生姜切细；猪大肠翻洗干净。猕猴桃根与生姜末、食盐等纳入猪大肠中，两头扎好，放入砂锅内，加清水适量，慢火炖至熟烂后去药渣，切成段，调味服食。

用法：连续食用 2~3 天。

功效：清热利湿，解毒消肿。适用于胃肠道肿瘤患者等。

（戴幸平）

参考文献

[1] 刘志刚, 柴程芝. 基于药性结合药理的麻黄药证研究[J]. 中国中药杂志, 2019, 44 (18): 3883.

[2] 朱华, 秦丽, 杜沛霖, 等. 桂枝药理活性及其临床应用研究进展[J]. 中国民族民间医药, 2017, 26(22): 61.

[3] 王欢欢, 孔巧丽, 郭琴, 等. 生姜的古代文献沿革分析及现代药理研究进展[J]. 中药新药与临床药理, 2021, 32(10): 1582-1589.

[4] 任永欣, 沈映君. 紫苏叶的现代药理及应用研究进展[J]. 四川生理科学杂志, 2002, 24 (2): 51-53.

[5] 李月阳, 雷根平, 董盛, 等. 柴胡的现代药理作用研究进展[J]. 海南医学院学报, 2022, 28(22): 1748-1754.

[6] 程博琳, 苗明三. 葛根现代研究及应用特点分析[J]. 中医学报, 2014, 29 (7): 1014-1016.

[7] 刘丹丹, 苗明三. 野菊花现代研究及作用特点分析[J]. 中医学报, 2014, 29 (4): 551-553.

[8] 徐爱良, 熊湘平, 文宁, 等. 桑叶的现代研究进展[J]. 湖南中医学院学报, 2005, 5(2): 60-62.

[9] 牛跃华, 陈锡林. 中药蝉蜕传统应用和现代研究概况[J]. 浙江临床医学, 2000, 2(4): 281-282.

[10] 周永学, 李敏, 唐志书, 等. 中药石膏及其主要成分解热抗炎作用及机制研究[J]. 陕西中医学院学报, 2012, 35(5): 74-76.

[11] 张宇伟, 赵云芳, 商婷婷, 等. 中药知母化学成分研究[J]. 亚太传统医药, 2017, 13 (11): 16-18.

[12] 王亭. 中药栀子有效成分及药理作用的研究进展[J].中国药师, 2015, 18(10): 1782-1784.

[13] 祝家笙, 高维浩, 范红艳. 金银花提取物药理作用的研究进展[J].吉林医药学院学报, 2022, 43(2): 130-132.

[14] 麦明朗, 余林中, 刘俊珊. "中药抗生素"鱼腥草抗炎作用研究及临床应用进展[J].中药药理与临床, 2018, 34(5): 172-176.

[15] 李蓉, 朱疆, 付圊. 马齿苋用于中药药理学实践教学探讨[J].现代盐化工, 2022, 49(2): 104-105.

[16] 王德胜, 黄艳梅, 石岩, 等. 菊花化学成分及药理作用研究进展[J].安徽农业科学, 2018, 46(23): 9-11, 17.

[17] 朱珏, 朱香梅, 石雨荷, 等. 地黄的研究进展及其质量标志物的预测分析[J].中药材, 2022, 45(5): 1273-1281.

[18] 翟春梅, 孟祥瑛, 付敬菊, 等. 牡丹皮的现代药学研究进展[J].中医药信息, 2020, 37(1): 109-114.

[19] 李伟, 徐伟. 黄芩苷药理作用研究进展[J].中西医结合研究, 2022, 14(3): 193-196.

[20] 胡茜, 张颖, 李堃, 等. 黄连主要成分小檗碱的临床药理作用探析[J].中国中医药现代远程教育, 2021, 19(24): 203-205.

[21] 王玲, 杜潇, 祝华连, 等. 黄柏有效成分的药理作用研究进展[J].江苏中医药, 2022, 54(4): 77-81.

[22] 张明发, 沈雅琴. 苦参碱防治高血糖、高脂血症及其并发症的药理机制研究进展[J].药物评价研究, 2022, 45(2): 397-404.

[23] 陈畅, 谢永艳, 黄丽萍. 荷叶碱药理作用的研究进展[J].南京中医药大学学报, 2021, 37(4): 619-624.

[24] 蒋沅岐, 董玉洁, 周福军, 等. 青蒿素及其衍生物的研究进展[J].中草药, 2022, 53(2): 599-608.

[25] 白岩. 绿豆化学成分及其质量控制与药动学研究[D].沈阳: 沈阳药科大学, 2017.

[26] 董玉洁, 蒋沅岐, 刘毅, 等. 决明子的化学成分、药理作用及质量标志物预测分析[J].中草药, 2021, 52(9): 2719-2732.

[27] 王巧琼, 杨冬梅, 陈临江, 等. 中药夏枯草化学成分及药理作用研究概述[J].广东化工, 2021, 48(24): 6-7, 10.

[28] 陈靖枝, 卢星, 胡运琪, 等. 传统中药地骨皮化学成分和药理活性研究进展[J].中国中药杂志, 2021, 46(12): 3066-3075.

[29] 李娜, 金敬红, 姜洪芳, 等. 宣木瓜总有机酸的纯化及镇痛抗炎作用[J].中国实验方

剂学杂志，2011，17(1)：113-116，119.

[30] 田慧群，崔倩倩，任东明，等. 木瓜提取物的抗炎活性研究[J]. 华西药学杂志，2015，30(3)：287-288.

[31] 王会堂，刘淑霞，冯耀勇，等. 木瓜籽提取物免疫活性研究[J]. 亚太传统医药，2008，4(12)：32-33.

[32] 杨娇娇，熊青明，张静，等. 木瓜多糖对 CCl4 所致小鼠急性肝损伤的保护作用[J]. 湖北医药学院学报，2014，33(5)：423-425，429.

[33] 邢冬杰，李广元，孙永庆，等. 桑枝总黄酮提取物对 2 型糖尿病大鼠的作用研究[J]. 辽宁中医药大学学报，2010，12(7)：57-58.

[34] 赵忠启. 桑枝皮中生物碱脱氧野尻霉素的降血糖活性研究[D]. 重庆：西南大学，2010.

[35] 贺天珍，李琳，刘先明，等. 桑枝皮多糖的提取及组成成分与体外生物活性分析[J]. 蚕业科学，2010，36(6)：1033-1036.

[36] 顾冠云. 桑的化学成分和生活活性研究进展[J]. 国外医药(植物药分册)，2007，22(1)：21-23.

[37] ZHANG Z F, JIN J, SHI L G. Antioxidant activity of the derivatives of polysaccharide extracted from a Chinese medical herb (Ramulus mori)[J]. Food Science and Technology Research, 2008, 14(2)：160-168.

[38] LI R W, LIN G D, STEPHEN P, et al. Myers Anti-inflammatory activity of Chinese medicinal vine plants[J]. Journal of Ethnopharmacology, 2003, 85(1)：61-67.

[39] 侯坤，王振飞. 基于网络药理学和分子对接研究广藿香治疗胃癌的作用机制[J]. 中国肿瘤药学，2022，12(2)：173-182.

[40] 于艳，贾天柱，魏新智，等. 麸炒前后茅苍术挥发油对缺氧/复氧损伤心肌细胞的抗氧化与抗凋亡作用[J]. 中药药理与临床，2022，38(1)：124-130.

[41] 王贵佐，刘璐，张莹莹，等. 厚朴酚通过增加 IL-10 及 HO-1 表达对 LPS 诱导急性肺损伤小鼠的保护作用[J]. 山西医科大学学报，2022，53(4)：423-427.

[42] 周丽琬，李颖，陈惠琴，等. 薏苡仁脂肪酸的 α-葡萄糖苷酶抑制活性[J]. 食品工业，2022，43(6)：216-220.

[43] 梁衍锋，尤清欣，谷青芸，等. 玉米须多糖对高盐诱导高血压大鼠的抗血管氧化应激作用[J]. 中国老年学杂志，2022，42(12)：3037-3040.

[44] 吴欣秀，王海凤，李娜，等. 冬瓜皮提取物对油脂的抗氧化作用研究[J]. 粮油食品科技，2016，24(1)：37-39.

[45] 郗欧，刘禹岐，马进，等. 木通皂苷 D 对 LPS 诱导的人脑微血管内皮细胞凋亡和氧化

应激的影响及作用机制研究[J].现代中药研究与实践,2022,36(2):28-32.

[46] 王洋,段培琪,王华清,等.小叶金钱草醇提物的抗炎、镇痛及利胆作用研究[J].华西药学杂志,2018,33(3):267-269.

[47] 王亚婷,刘昱,李明权.基于网络药理学探讨金钱草治疗肾结石的作用机制[J].医学信息,2022,35(2):69-74.

[48] 李钰玲,刘海燕,贲倩.车前子在不孕症中的应用及机制研究进展[J].环球中医药,2021,14(11):2097-2101.

[49] 张红玲.六神曲消食化积药效及物质基础研究[D].成都:成都中医药大学,2019.

[50] 胡静,杨旭东,夏清平,等.中药"神曲"对脾虚小鼠肠道菌群的调整及肠保护作用研究[J].中国微生态学杂志,2004,16(4):208-209,211.

[51] 张开弦,姚秋阳,吴发明,等.大黄属药用植物化学成分及药理作用研究进展[J].中国新药杂志,2022,31(6):555-566.

[52] 罗志毅,黄新,包国荣.大黄中主要成分清除超氧阴离子自由基的ESR研究[J].中华中医药学刊,2007,25(3):612-614.

[53] 李敏,王斌,唐志书,等.芒硝及其主成分抗炎镇痛泻下效应差异研究[J].中药药理与临床,2012(5):55-57.

[54] 胡军,唐建华,杨敬,等.番泻叶药理作用研究进展[J].国际中医中药杂志,2017,39(2):189-192.

[55] 郎秀状,丁望.番泻叶的研究概况[J].实用医技杂志,2005,12(10):1294-1295.

[56] 张际庆,夏从龙,段宝忠,等.火麻仁的药理作用研究进展及开发应用策略[J].世界科学技术—中医药现代化,2021,23(3):750-757.

[57] 王语聪,谢智鑫,李春雨,等.火麻仁油及大麻二酚对抑郁模型小鼠行为及炎症反应的影响[J].食品工业科技,2021,42(9):327-333.

[58] 于凡,王秋玲,许利嘉,等.胖大海本草考证及现代应用进展[J].中国现代中药,2022,24(2):352-356.

[59] 肖旭坤,王翰华,阮洪生.枇杷叶化学成分和药理活性研究进展[J].中医药导报,2019,25(21):7.

[60] LI X, LU P, ZHANG W, et al. Study on anti-Ehrlich ascites tumour effect of Pinellia ternata polysaccharide in vivo[J]. African Journal of Traditional Complementary & Alternative Medicines Ajtcam, 2013, 10(5): 380-385.

[61] 柳伏雯,李睿,罗寅珠,等.白前化学成分和药理活性研究进展[J].中华中医药学刊,2022,40(8)17-28.

[62] 张德珂,聂金娥,钱芳芳.中药苦杏仁药理作用研究进展[J].山东化工,2021,50

（22）：4.

［63］李盈，王举涛，桂双英，等. 桔梗的化学成分及药理作用研究进展［J］.食品与药品，2016，18（1）：4.

［64］王玉梅. 欧亚旋覆花化学成分及其生物活性的研究进展［J］.西部中医药，2020，33（1）：5.

［65］高家荣，吴健，韩燕全. 旋覆花水提物与醇提物的止咳化痰作用研究［J］.安徽医药，2013，17（8）：2.

［66］袁雯. 附子的药理研究［J］.中医临床研究，2018，10（4）：3.

［67］侯小涛，郝二伟，秦健峰，等. 肉桂的化学成分、药理作用及质量标志物（Q-marker）的预测分析［J］.中草药，2018，49（1）：20-34.

［68］亓雪，张颖颖. 干姜的化学、药理研究进展［J］.山东化工，2022，47（14）：41-42.

［69］于岚，郝正一，胡晓璐，等. 胡椒的化学成分与药理作用研究进展［J］.中国实验方剂学杂志，2020，26（6）：9.

［70］廖素媚. 陈皮多糖的分离纯化、结构表征及其清除自由基活性研究［D］.广州：广东药学院，2009.

［71］林佑. 陈皮对消化系统作用研究进展［J］.中医学，2012，1（4）：37-40.

［72］蔡周权，代勇，袁浩宁. 陈皮挥发油的药效学实验研究［J］.中国药业，2006，15（13）：29-30.

［73］张猛，郭建生，王小娟，等. 云木香不同提取物对小鼠胃排空和小肠推进功能的影响［J］.中国实验方剂学杂志，2012，18（2）：136-139.

［74］王志鹏，封慧，郭茗，等. 薤白皂苷对血小板聚集及血小板-中性粒细胞间相互作用的影响［J］.中国中医药信息杂志，2018，25（1）：33-37.

［75］张卿，高尔. 薤白挥发油抗肿瘤作用的实验研究［J］.肿瘤，2003，52（3）：228-231.

［76］MEI W L，ZENG Y B，WU J，et al. Chemical composition and anti-MRSA activity of the essential oil from Chinese eaglewood［J］.Journal of Chinese Pharmaceutical Sciences，2008，17（3）：225-229.

［77］陈晓颖，黄跃前，陈玉婵，等. 沉香挥发性成分与其抗肿瘤活性的灰色关联度分析［J］.中成药，2018，40（1）：224-227.

［78］叶艳玲，李启加，李晓明，等. 基于文献数据挖掘的中药内服治疗糖尿病肾病用药规律探讨［J］.医药论坛杂志，2022，43（3）：16-21.

［79］武子健，王策，李经纬，等. 基于数据挖掘探讨当代名中医治疗冠心病心绞痛用药规律［J］.陕西中医药大学学报，2022，45（5）：79-89.

［80］王瑞平，强燕，李欣，等. 银屑病辩证论治临床研究的中药用药规律及疗效评价分析

[J]. 世界临床药物, 2021, 42(2): 119-126.

[81] 生晓迪, 陈超, 徐英, 等. 国医大师张大宁教授治疗 CKD3 期用药规律研究[J]. 世界科学技术—中医药现代化, 2022, 24(4): 1707-1715.

[82] 李赛, 辛喜艳, 丁宁, 等. 基于复杂网络分析的输卵管性不孕症中药用药规律分析[J]. 北京中医药, 2018, 37(4): 376-379.

[83] 侯艾琳, 戴雁彦, 张秀文, 等. 郭维琴辨治缓慢性心律失常的用药规律研究[J]. 湖南中医杂志, 2022, 38(8): 22-28.

[84] 白明, 刘田园, 方晓艳, 等. 基于数据挖掘的中药治疗短暂性脑缺血用药规律分析[J]. 中国现代应用药学, 2020, 37(3): 330-335.

[85] 钟启升, 刘佳琪, 殷丽萍, 等. 全谱二维液相色谱检测丹参中的活性成分[J]. 环境化学, 2022, 41(8): 2784-2787.

[86] 张妍妍, 韦建华, 卢澄生, 等. 桃仁化学成分、药理作用及质量标志物的预测分析[J]. 中华中医药学刊, 2022, 40(1): 234-241.

[87] MIAO L L, ZHOU Q M, PENG C, et al. Leonurus japonicus (Chinese motherwort), an excellent traditional medicine for obstetrical and gynecological diseases: A comprehensive overview[J]. Biomed Pharmacother, 2019, 117: 109060.

[88] HNIT S, DING R, BI L, et al. Agrimol B present in Agrimonia pilosa Ledeb impedes cell cycle progression of cancer cells through G0 state arrest[J]. Biomed Pharmacother, 2021, 141: 111795.

[89] LI G, XIE H, CAO X, et al. Ginsenoside Rg1 exerts antiapoptotic effects on nonalcoholic fatty liver cells by downregulating the expression of SGPL1[J]. Mol Med Rep, 2022, 25(5): 178.

[90] 彭也, 张钊, 陈乃宏. 人参中有效成分对脑缺血再灌注损伤保护作用的研究进展[J]. 中国药理学与毒理学杂志, 2019, 33(10): 867.

[91] 陶雨凡, 董凡, 兀琦, 等.《中国药典》2020 年版含黄芪成方制剂分析及其现代研究进展[J]. 中国现代中药, 2023, 25(1): 202-209.

[92] 张晓丹, 刘琳, 余欣. 党参、黄芪对中枢神经系统作用的比较研究[J]. 中草药, 2003, 34(9): 822-823.

[93] 王涛, 葛睿, 杨飞, 等. 党参提取物对大鼠胃黏膜损伤的保护作用[J]. 中药药理与临床, 2015, 31(4): 138-140.

[94] 李佳瑛, 景永帅, 张丹参. 白术在老年痴呆与认知障碍相关疾病的药理作用[J]. 中国药理学与毒理学杂志, 2019, 33(6): 468-469.

[95] 陆家佳. 白术挥发性成分 GC-MS 分析及对五种肿瘤细胞抑制活性研究[J]. 海峡药学, 2016, 28(6): 28-31.

［96］ KUANG Y, LI B, FAN J, et al. Antitussive and expectorant activities of licorice and its major compounds［J］. Bioorg Med Chem, 2018, 26(1)：278-284.

［97］ UCHINO K, OKAMOTO K, SAKAI E, et al. Dual effects of liquiritigenin on the proliferation of bone cells：Promotion of osteoblast differentiation and inhibition of osteoclast differentiation［J］. Phytother Res, 2015, 29(11)：1714-1721.

［98］ 樊乃境, 王冬梅, 高悦, 等. 山药蛋白肽对免疫能力低下小鼠的免疫调节作用［J］. 食品与发酵工业, 2020, 46(6)：101-107.

［99］ ZHANG Y, KHAN M Z H, YUAN T, et al. Preparation and characterization of D. opposita Thunb polysaccharide-zinc inclusion complex and evaluation of anti-diabetic activities［J］. International journal of biological macromolecules, 2019, 121：1029-1036.

［100］ 牟德华, 朱艳丽, 张艳芳, 等. 大枣环腺苷酸及其生物学功能［J］. 食品科技, 2007, 4：273-275.

［101］ JIN M, KE Z, HUANG Q, et al. Isolation, structure and bioactivities of the polysaccharides from Angelica sinensis(Oliv.)Diels：A review［J］. Carbohydrate Polymers, 2012, 89(3)：713-722.

［102］ 毛宇, 徐芳, 邹云, 等. 当归多糖对造血功能的影响及其机制的研究［J］. 食品研究与开发, 2015, 36(8)：122-126.

［103］ 李学林, 张帆, 唐进法, 等. 何首乌炮制品有效成分与抗衰老功效的相关性研究［J］. 中国新药杂志, 2018, 27(9)：1040-1046.

［104］ 谭凯丽, 廖海民. 何首乌的药理作用研究进展［J］. 山地农业生物学报, 2010, 29(1)：72-75.

［105］ 汝文文, 和娴娴, 钤莉妍, 等. 阿胶对围绝经期大鼠卵巢颗粒细胞凋亡及 Bcl-2 和 Bax 表达的影响［J］. 中国药物评价, 2015, 32(3)：147-150.

［106］ 于晓文, 杜鸿志, 孙立, 等. 麦冬皂苷药理作用研究进展［J］. 药学进展, 2014(4)：279-284.

［107］ FAN Y, MA X, ZHANG J, et al. Ophiopogon polysaccharide liposome can enhance the non-specific and specific immune response in chickens［J］. Carbohydr Polym, 2015, 119：219-227.

［108］ 罗林明, 裴刚, 覃丽, 等. 中药百合化学成分及药理作用研究进展［J］. 中药新药与临床药理, 2017, 28(6)：824-837.

［109］ 苏保洲. 枸杞子活性成分药理作用研究进展［J］. 江苏中医药, 2022, 54(3)：78-81.

［110］ 刘春燕, 陈云霞, 苏俊平, 等. 百令胶囊对糖尿病肾病患者单核细胞 Toll 样受体 4 表达及炎性因子的影响［J］. 河北医药, 2015, 37(24)：3703-3706.

[111] 邢楠楠, 屈怀东, 任伟超, 等. 五味子主要化学成分及现代药理作用研究进展[J]. 中国实验方剂学杂志, 2021, 27(15): 210-218.

[112] 陈小红. 浮小麦中药学研究[J]. 中国医疗前沿, 2013, 8(16): 91-93.

[113] 张勇, 张娟娟, 康文艺, 等. 肉豆蔻属植物化学成分和药理活性研究进展[J]. 中国中药杂志, 2014, 39(13): 2438-2449.

[114] 张君成, 梁华, 王燕, 等. 乌梅药理作用研究进展[J]. 辽宁中医药大学学报, 2021, 23(8): 122-126.

[115] 史瑞仙, 董振宇, 张东. 蒙药诃子药理作用研究[J]. 中国民族医药杂志, 2020, 26(5): 33-35.

[116] 周迎春, 张廉洁, 张燕丽. 山茱萸化学成分及药理作用研究新进展[J]. 中医药信息, 2020, 37(1): 114-120.

[117] 胡长效, 朱静. 中药桑螵蛸的研究进展[J]. 农业与技术, 2007(5): 77-79.

[118] 刘振, 张磊, 胡灿芳, 等. 天麻素通过调节 miR-155 介导的 Notch 通路对脑卒中大鼠发挥神经保护作用[J]. 国际医药卫生导报, 2022, 28(1): 2-7.

[119] 朱文静, 吴春云. 天麻素用于治疗中枢神经系统疾病的研究进展[J]. 重庆医学, 2021, 50(15): 2670-2674.

[120] 于潇, 祝琳琳, 刘婕, 等. 钩藤中单萜吲哚类生物碱成分及其药理活性的研究进展[J]. 中草药, 2021, 52(19): 6052-6065.

[121] 韦芳芳, 曾常青, 赵宇红, 等. 钩藤神经保护机制的研究进展[J]. 中国中药杂志, 2014, 39(14): 2603-2607.

[122] 杨志欣, 汲丽丽, 刘慧, 等. 全蝎化学成分和药理作用的研究进展[J]. 中南药学, 2020, 18(9): 1523-1529.

[123] 李世杰. 中药地龙的活性成分与药理作用研究[J]. 医药前沿, 2016, 6(7): 323.

[124] 杜晨晖, 衡依然, 李泽, 等. 酸枣仁炮制的历史沿革及现代研究进展[J]. 中国中药杂志, 2022, 47(10): 2572-2583.

[125] 周静, 许一凡. 柏子仁化学成分与药理活性研究进展[J]. 化学研究, 2019, 30(4): 429-433.

[126] 杨磊, 李棣华. 合欢皮化学成分与药理活性及毒理学研究进展[J]. 中国中西医结合外科杂志, 2019, 25(6): 1061-1064.

[127] 姚辛敏, 周晓洁, 周妍妍, 等. 远志化学成分及药理作用研究进展[J]. 中医药学报, 2022, 50(2): 103-107.

[128] 曹喜红, 周远大. 麝香抗炎作用的研究进展[J]. 中国药房, 2007(21): 1662-1665.

[129] 黄正良. 麝香的药理作用及临床应用研究[J]. 中草药, 1985, 16(5): 33-36.

[130] 梅婷婷, 闫珺, 陈晶. 石菖蒲化学成分及其药理作用概述[J]. 中医药信息, 2022, 39 (4): 77-80, 89.

[131] CHEN R, HE J, TONG X, et al. The Hedyotis diffusa Willd. (Rubiaceae): A Review on Phytochemistry, Pharmacology, Quality Control and Pharmacokinetics [J]. Molecules, 2016, 21(6): 710.

[132] 韦胤寰. 白花蛇舌草研究进展[J]. 山西中医, 2018, 34(12): 53-56.

[133] 李梓盟, 张佳彦, 李菲, 等. 白花蛇舌草抗肿瘤化学成分及药理作用研究进展[J]. 中医药信息, 2021, 38(2): 74-79.

[134] 马婷婷, 张甘霖, 张博然, 等. 半枝莲和白花蛇舌草药对的研究现状[J]. 中华中医药杂志, 2021, 36(6): 3491-3494.

[135] CHEN Q, RAHMAN K, WANG S J, et al. Scutellaria barbata: A Review on Chemical Constituents, Pharmacological Activities and Clinical Applications [J]. Current Pharmaceutical Design, 2020, 26(1): 160-175.

[136] 李娜, 王平, 孙铁锋, 等. 半枝莲化学成分、药理作用及质量控制研究进展[J]. 中国中药杂志, 2020, 45(21): 5117-5128.

[137] 牛淑睿, 石芸, 杨鑫, 等. 半枝莲化学成分的抗肿瘤作用研究进展[J]. 中国药房, 2021, 32(15): 1915-1920.

[138] LIU J, HE C, TANG Y, et al. A review of Cremastra appendiculata (D. Don) Makino as a traditional herbal medicine and its main components[J]. Journal of Ethnopharmacology, 2021, 279: 114357.

[139] 刘婷婷, 于栋华, 刘树民. 山慈菇的本草考证及现代研究进展[J]. 中国药房, 2020, 31(24): 3055-3059.

[140] 黄宏文, 龚俊杰, 王圣梅, 等. 猕猴桃属(Actinidia)植物的遗传多样性[J]. 生物多样性, 2000, 8(1): 1-12.

[141] 楼丽君, 吕定量, 胡增仁, 等. 猕猴桃根抗肿瘤作用研究[J]. 中国药理学通报, 2007, 23(6): 808-809.

[142] 王忠壮, 宋嬿, 胡晋红, 等. 藤梨根与猫人参的性状鉴别及其临床应用[J]. 药学服务与研究, 2005, 5(2): 134-137.

[143] 王传明. 猕猴桃属植物抗肿瘤作用研究进展综述[J]. 安徽农业科学, 2013, 41(17): 7466-7467, 7470.

[144] 陈小磊, 徐哲, 钱华丽, 等. 黄精炮制历史沿革及现代研究进展[J]. 中华中医药学刊, 2024, 42(11): 150-157.

图书在版编目（CIP）数据

你一定用得着的百味中药／戴幸平，徐霞主编. --长沙：
中南大学出版社，2025.6. --ISBN 978-7-5487-6308-6

Ⅰ.R28-49

中国国家版本馆 CIP 数据核字第 2025KP9537 号

你一定用得着的百味中药

NI YIDING YONGDEZHAO DE BAIWEI ZHONGYAO

戴幸平　徐霞　主编

□出 版 人	林绵优	
□责任编辑	王雁芳　陈　娜	
□责任校对	周贞姣　李维维	
□责任印制	李月腾	
□出版发行	中南大学出版社	
	社址：长沙市麓山南路	邮编：410083
	发行科电话：0731-88876770	传真：0731-88710482
□印　　装	广东虎彩云印刷有限公司	

□开　　本	710 mm×1000 mm 1/16	□印张 14.75	□字数 260 千字
□版　　次	2025 年 6 月第 1 版		□印次 2025 年 6 月第 1 次印刷
□书　　号	ISBN 978-7-5487-6308-6		
□定　　价	68.00 元		

图书出现印装问题，请与经销商调换